新技能·新岗位 | 职业技能培训教材

中医健康管理师

（基础知识）

人力资源社会保障部教材办公室　组织编写

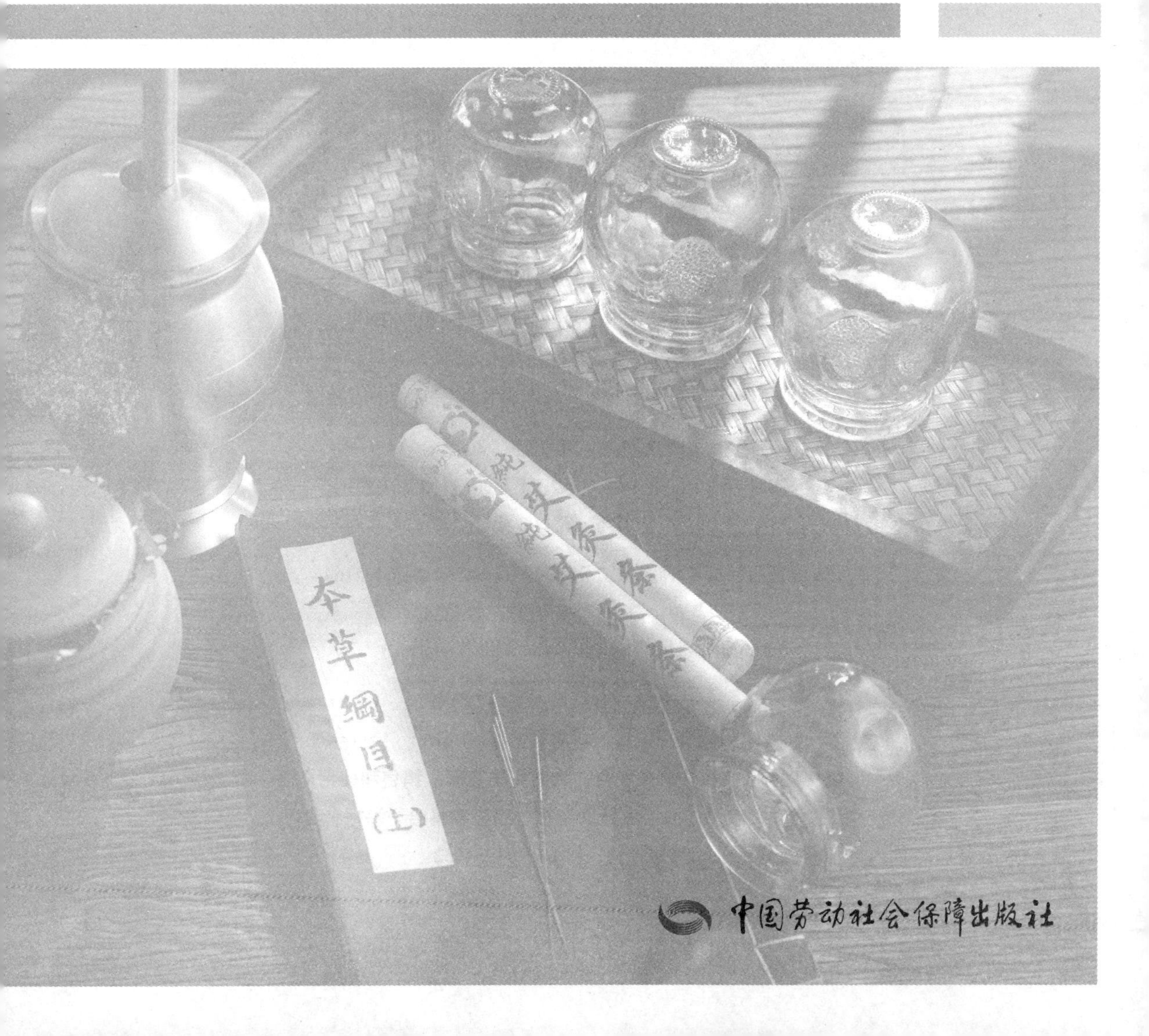

中国劳动社会保障出版社

图书在版编目(CIP)数据

中医健康管理师. 基础知识 / 人力资源社会保障部教材办公室组织编写. -- 北京：中国劳动社会保障出版社，2021

职业技能培训教材

ISBN 978-7-5167-5050-6

Ⅰ.①中…　Ⅱ.①人…　Ⅲ.①中医学-保健-技术培训-教材　Ⅳ.①R212

中国版本图书馆 CIP 数据核字（2021）第 180076 号

中国劳动社会保障出版社出版发行

（北京市惠新东街 1 号　邮政编码：100029）

*

三河市华骏印务包装有限公司印刷装订　新华书店经销

787 毫米 ×1092 毫米　16 开本　8 印张　142 千字

2021 年 10 月第 1 版　　2021 年 10 月第 1 次印刷

定价：24.00 元

读者服务部电话：（010）64929211/84209101/64921644

营销中心电话：（010）64962347

出版社网址：http://www.class.com.cn

编写人员

主　　编　杨静秋　赵淑芬

执行主编　田环环　宋春国

副 主 编　李　涛　范　铁　郭吉海　王　倩　刘玉华　祁首鸣　吴　双
安苗苗

编写人员　曹　倩　曹昺焱　宋小娟　徐传芳　范树刚　王　茜　许　婧
路　遥　冯延红　陈红庆　李　娜　吕志伟　刘斐斐　林玉凯
刘　伟　白涵睿　佟建霞　魏　东　卜繁岭　刘晓静　李淑丽

前 言

为贯彻落实中共中央、国务院《关于分类推进人才评价机制改革的指导意见》精神，推动中医健康管理师培训工作的开展，推进实施职业技能提升行动，人力资源社会保障部教材办公室组织有关专家编写了中医健康管理师职业技能培训教材。

本套教材结合岗位工作实际编写，内容上体现“以职业活动为导向、以职业能力为核心”的指导思想；结构上针对中医健康管理活动领域，按照职业功能模块分级别编写。本书适用于各级别中医健康管理师的培训。

本书在编写过程中得到了中国中医科学院广安门医院、北京市隆福医院、山东大学齐鲁医院、德州职业技术学院、山东省临沂市妇幼保健院、重庆医科大学中医药学院、内蒙古医科大学中医学院、营口市中西医结合医院等单位的大力支持，在此一并表示感谢。

人力资源社会保障部教材办公室

目　录

第一章

职业道德和行为规范

第一节　中医健康管理师的职业道德

权利和义务既是法律概念，也是伦理概念。法律上的权利和义务概念以法定的权利和义务为依据，伦理上的权利和义务概念以道德上的权利、义务为根据。

本节所阐述的道德权利和义务，有的有法律基础，有的只是伦理学层面的探讨。不管是在法律层面还是在伦理层面，都要求权利和义务有根据、有理由，也就是能够得到道德上的辩护，使它令人信服。

下面主要介绍与健康管理活动相关的权利和义务。

一、中医健康管理师的道德权利

中医健康管理师的道德权利包括：

1. 被服务对象尊重的权利。
2. 参加培训和进修的权利。
3. 享有劳动保护的权利。
4. 获得与自己工作相应报酬的权利和向相关部门提出建议的权利。

二、中医健康管理师的道德义务

中医健康管理师的道德义务包括：

1. 维持自己专业的服务能力。

2. 置服务对象的利益于自己的利益之上。

3. 告知与服务对象相关的监测信息、健康状况的评估结果等。

4. 与服务对象共同制订干预计划和措施。

5. 尊重服务对象的人格和深思熟虑后作出的决定。

6. 进行健康教育和宣传，并为相关政策的制定和修订提出建议。

7. 对因健康管理服务工作获得的与服务对象相关的个人信息保密。

关于保密的义务，具体包括：中医健康管理师有责任向个人或群体说明健康管理工作的相关保密原则及应用这一原则时的限度；在健康管理工作中，一旦发现个人或群体有危害自身或他人的情况，必须采取必要的措施，防止意外事件发生（必要时通知有关部门或家属），应将有关信息限制在规定的范围之内；健康管理工作中的有关信息，包括个案记录、检查资料、信件、录音、录像和其他资料，均属专业信息，应在严格保密的情况下进行保存，不得泄露；中医健康管理师只有在个人同意的情况下才能对健康管理工作或危险因素干预过程进行录音、录像。

第二节　中医健康管理师的行为规范

中医健康管理师的行为规范是指该职业从业者具有的普遍性的价值判断。中医健康管理师行为规范包括以下几点：

一、不伤害

“不伤害”是中医健康管理师应该秉持的最基本原则。

伤害是指身体上的伤害（包括疼痛、残疾和死亡）、精神上的伤害及其他损害（如经济损失）。中医健康管理师应努力减少其医疗（健康）咨询等干预行为对当事人可能造成的伤害。

二、有利

有利原则也称为仁爱原则，是不伤害原则中的肯定、积极的一面。它要求行动者采取积极的措施帮助他人。健康风险评估是中医健康管理师的核心工作之一，风险评估中最重要的一项是权衡风险收益比，也就是权衡利害得失，分析风险收益比是否可以接受，是否符合有利原则。

三、尊重

拥有自主性的人能够思考和选择自己的人生计划，并根据这种计划采取行动。一般来说，他人无权干涉一个理性的人作出的决定。但也不排除此决定在对自己或他人的生命安全造成威胁时，其自主性可能得不到尊重。一般需要根据具体情况加以分析。

四、公正

公正原则也称作正义原则。公正有分配公正、回报公正和程序公正。

分配公正是指分配给个人其所应得的东西，也就是要在收益和负担之间进行适当的分配，以保证其付出和所得有所对应。

回报公正实际上是指“来而不往非礼也”。例如，在社区中进行 DNA 样本调查研究时，由于样本提供者作出了贡献，研究者就应当给予他们适当的回报。

程序公正要求建立特定的操作程序，将它平等地应用于所有人，也就是用同样的程序规则一视同仁地对待所有的对象。

五、协调利益冲突

现代健康管理的出现是时代发展的需要，其与生产力和人力资源观念的演变密切相关，也与企业提高生产力的初衷密不可分。健康管理的兴起符合市场的需要。老龄化、慢性病及环境恶化导致人们对医疗卫生的需求不断增长。有研究发现，员工的工作效率与其健康密切相关。因健康问题造成的生产效率下降已经威胁到一个国家的经济和发展。健康既是人类美好生活的目的，也是手段。

但是，如果雇主只把员工的健康当作其竞争力的手段，当中医健康管理师代表企业为服务对象进行健康管理服务时，可能会发生企业利益与员工利益冲突的情况。作为中医健康管理师，需明确服务对象的利益才是其最根本的义务，而非企业的经济效益。

六、保护隐私

作为从事对人群或个人健康和疾病进行监测、分析、评估以及健康维护和健康促进的专业人员，中医健康管理师服务的一个特点就是尽可能多地了解服务对象的信息，并进行全程管理。以健康调查为例，其既需要进行生物学调查（年龄、体重、血、尿）、个人医学史调查（家族病史、过去病史、预防接种情况、生长发育史、婚姻生育史）、行为习惯及生活方式调查（吸烟、饮酒、运动、饮食、睡眠等）、心理因素调查（个性、情绪、压力、紧张度等），也需要了解社会环境因素（工作性质、居住条件、经济收入、家庭关系等）、医疗服务水平（当地社会保障水平、医疗技术水平）等信息，其中含有大量的个人信息。

七、团结合作，共同参与

健康管理就是为个体和群体（包括政府）提供有针对性的科学的健康信息，并创造条件采取行动来改善健康状况，它需要全面提高社会的认识，营造良好的健康管理文化氛围。健康管理事业的蓬勃发展，既要有完善的法律制度保障，即政府的支持，也需要企业、学校等机构的投入，以及民众对健康管理理念的心理认同。

八、诚信

健康管理作为一个国家认可的行业，其中一个重要的使命就是提供正确有效的健康信息，帮助服务对象分辨真假信息，提供有针对性的指导和咨询，维护行业的专业水准。

作为一个新兴行业，健康管理一方面为提高我国国民健康带来新的管理理念和实践，另一方面在实践中也需要得到政府、民众、学术界更多的支持、关注，以便在行业发展与规范上逐步得到提高和完善。

第二章

人际关系与沟通

自从人类社会产生以来，人就有了交往的需要，就单个人来说，自出生起就一直处在一个人际关系和沟通的环境中。要建立和谐的人际关系，沟通无疑是最重要的手段，良好的人际关系，是由有效的沟通来维系的。

第一节　人际关系概述

人际关系是指人与人之间通过交往与相互作用而形成的直接的心理关系，主要表现为人们心理上的距离远近、个人对他人的心理倾向及相应行为。

在社会生活中，一个人不可能脱离他人独立存在，总是要与他人建立一定的人际关系。人际关系以感情心理为基础，与个体及其社会行为直接联系，属于微观的关系。

人际关系是一个较为复杂的社会现象，一般认为是人与人之间的心理、行为关系，体现的是人们社会交往和联系的状况，在现代社会发展中的地位越来越重要。

一、人际关系的理论基础

社会心理学家舒茨（W. Schutz）认为，每个人都需要他人，因而都具有人际关系的需求。他把人们的需求分为三类，即希望与他人来往、结交，想跟他人建立并维持和谐关系的包容需求，在权力上与他人建立并维持良好关系的控制需求，在爱情上希望与他人建立并维持良好关系的感情需求。

心理学家魏斯（R. Weiss）提出了社会关系律，即依附的需要、社会整合的需要、价值保证的需要、可靠同盟的需要、寻求知道的需要和关心他人的需要。社会学家霍曼斯（George C. Homans）提出了社会交换理论，他认为人们之间的互动行为是物质交换和非物质交换，交换的原则是等价的，是公平交易的，而且人们都想趋利避害，以最小支出获取最大利益，希望通过交往得到的报酬与他们付出的代价成正比。

人际关系是社会关系的一个侧面，它受认知、情感和行为三种心理因素的作用。认知是人际关系的前提条件，是在人与人的交往过程中，通过彼此相互感知、识别、理解而建立的关系。若彼此不熟悉或毫无所知，就不可能建立人际关系。情感是人际关系的主要调节因素，人际关系在心理上总是以彼此满足或不满足、喜爱或厌恶等情感状态为特征的。假如没有情感因素参与调节，其关系是不可想象的。情感因素是与人的需要相联系的体验，其对满足需要的事物会产生积极的情绪体验，而对阻碍满足需要的事物产生消极的情绪体验。行为是人际关系的沟通手段，在人际关系中，无论是认知因素还是情感因素，都要通过行为表现出来。行为是指言语、举止、作风、表情、手势等一切外部动作，它是建立和发展人际关系的沟通手段。

二、人际关系的特点

人是社会动物，每个个体均有其独特的思想、背景、态度、个性、行为模式及价值观等，这就决定了人际关系会呈现出不同的特点。

1. 社会性

人是社会的产物，社会性是人的本质属性，是人际关系的基本特点。随着社会生产力的发展和科学技术的进步，人们的活动范围不断扩大，活动频率逐步增加，活动内容日趋丰富，导致人际关系的社会属性也不断增强。

2. 复杂性

人际关系的复杂性主要体现在两个方面：一方面，人际关系是由多方面因素联系起来的，这些因素均处于不断变化的过程中；另一方面，人际关系还具有高度个性化和以心理活动为基础的特点。因此，在人际交往过程中，由于人们交往的准则和目的不同，交往的结果可能会出现心理距离的拉近或疏远、情绪状态的积极或消极、交往过程的冲突或和谐、评价态度的满意或不满意等一系列复杂现象。

3. 多重性

多重性即人际关系所具有的多因素和多角色的特点。每个人的社会角色在不同的关系面前都是不同的，例如，一个人在母亲面前是儿子，在妻子面前是丈夫，在儿子面前是父亲，在领导面前是下属。在扮演不同社会角色的同时，又会因其他物质的或精神的因素导致角色的强化或减弱，这种状况使人际关系具有多重性。

4. 多变性

人际关系会随着年龄、环境、条件的变化而不断发展变化。

5. 目的性

人际关系在建立和发展的过程中，均有不同程度的目的性。随着现代经济社会的发展与推进，人际关系的目的性更为突出。

三、人际关系的发展过程

1. 人际关系的形成

人际关系的形成可分为觉察相识、表面接触、亲密互惠和稳固相容四个阶段。

（1）觉察相识。这一阶段，一方开始觉察到对方，或者双方彼此产生了注意，一方开始形成对另一方的初步印象。

（2）表面接触。这一阶段，双方进行面对面的交往，并开始直接谈话，但没有情感卷入。

（3）亲密互惠。双方沟通的内容越来越深入，情感色彩越来越浓厚，情感卷入和相互渗透程度越来越大，双方开始确立信任感和安全感。

（4）稳固相容。双方心理进入高度相容阶段，在认知、情感和行为上均相当一致，关系比较稳定。

人际关系的建立与发展过程，实际上是一个情感卷入和交往由浅入深的过程。在这个过程中，交往双方通过采用自我暴露的方式增加相互间的接纳性和信任感。自我暴露程度越高，表明人际关系交往水平越深。

2. 人际关系的瓦解

人际关系从融洽到瓦解，再到最终终结，会经历分歧、疏远、冷漠、逃避、终结五个阶段。

（1）分歧。双方不同点扩大，心理距离拉大，彼此的接纳性下降。这一阶段如果分歧不大，双方的关系通过努力尚可以修补；若问题得不到解决，则会进一步发生冲突。

（2）疏远。总的沟通量会有所下降，自发的沟通减少。表面上虽然试图维持关系状态良好的印象，但实际上已出现裂痕。双方长时间都以疏远的方式交往，关系进一

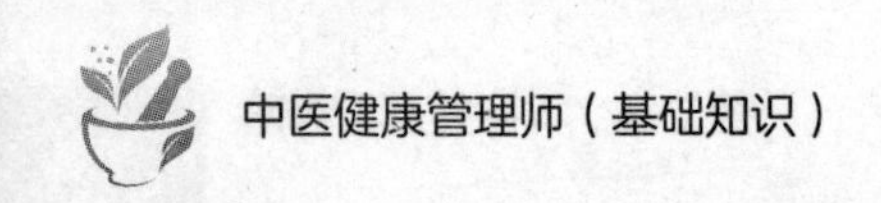

步恶化。

（3）冷漠。双方开始放弃沟通的努力，关系处于冷漠阶段。

（4）逃避。随着关系的恶化，未脱离痛苦的体验，双方开始回避对方，出现不友好、敌意和对抗的举动。

（5）终结。将相互间的接触视为一种负担，急于终结交往以此作为解脱痛苦的方式。终结的标志为双方发生一次直接的、激烈的冲突。

四、处理人际关系的原则

1. 真诚原则

真诚是打开他人心灵的钥匙，因为真诚的人使人产生安全感，可减少自我防卫心理。越是好的人际关系越需要双方暴露一部分自我，也就是把自己的真实想法与人交流。当然，这样做也会带来一定的风险，但是完全把自己封闭起来是无法获得别人信任的。

2. 主动原则

主动对人表示友好，主动表达善意能够使人产生受重视的感觉，往往令人产生好感。

3. 交互原则

人们之间的善意和恶意都是相互的，一般情况下，真诚换来真诚，敌意招致敌意。因此，与人交往应以良好的动机出发。

4. 平等原则

任何良好的人际关系都能让人体验到自由、无拘无束的感觉。如果一方受另一方的限制，或者一方需要看另一方的脸色行事，就无法建立高质量的人际关系。

第二节　沟通概述

一、沟通的概念

沟通是一切人际关系建立和发展的前提，是形成人际关系的根本途径。任何性质、任何类型人际关系的形成，都是人与人之间相互沟通的结果。

沟通的内涵可以概括为以下几个方面：

1. 沟通不只是说给别人听

有人认为，沟通就是“我说给你听”。我是说话者，你是听话者，我发出信息并传递给你，你收到信息后进行理解再回复我。但这个过程并不能保证一方说的话另一方能听懂，或者即使听懂了也不能保证按照对方的意图去做。所以，沟通并不是片面的“我说给你听”。

2. 沟通不是只听别人说

多听别人讲话，可以学到许多书本上没有的东西，对自己有很大的益处。然而，仅仅你说我听，也不是有效的沟通。

3. 沟通是“通”彼此之“理”

沟通是人和人之间传达思想、观念或交换信息的过程，是“你说给我听”加上“我说给你听”，以求相互了解，使彼此达到某种程度的理解。

二、沟通的类型

1. 按方向分类

沟通按方向分为上行沟通、平行沟通和下行沟通。

上行沟通是指下级向上级或者晚辈向长辈陈述实情、表达意见。如下属对上司、儿子对父亲的沟通等。平行沟通是指同阶层人员的横向联系，如公司同事之间、同部门之间的沟通，平行沟通可促进彼此的了解与合作，通过交换意见以求心意相通。下行沟通和上行沟通相反，是指上级对下级或长辈对晚辈传达意见、发布命令。

2. 按组织结构特征分类

沟通按组织结构特征分为正式沟通和非正式沟通。

正式沟通是指按组织明文规定的渠道进行信息的传递和交流。如上下级之间的汇报、总结，工作任务的分派以及组织之间的信函往来等。正式沟通具有严肃性、程序性、稳定性、可靠性及信息不易失真等特点，它是组织内沟通的主要方式，也更有约束力。

非正式沟通是指在组织结构外的渠道进行的信息传递和交流，是正式沟通的补充。如员工之间私下交换意见、交流思想或传播小道消息等。其特点是自发性、灵活性、不可靠性。

非正式沟通作为正式沟通的补充有其积极作用，通过它可以掌握群体成员的心理状况，并在一定程度上为组织决策提供依据。但由于非正式沟通中信息的真实性无法保证，因此，作为信息的接收者既不能完全依赖它获得必要的信息，又不能完全忽视它。

3. 按信息的发送者和接收者在沟通的过程中是否有反馈分类

沟通按信息的发送者和接收者在沟通的过程中是否有反馈分为单向沟通和双向沟通。

单向沟通是指信息的发送者和接收者之间角色地位不发生变化的沟通，即信息交流是单向的活动。如演讲、做报告、广播消息等都属于单向沟通。单向沟通的优点是信息传递快；其缺点是缺少信息反馈，沟通的信息准确性差，当接收者不愿接受意见或任务时，容易引起不满与抗拒。

双向沟通是指信息的发送者和接收者的角色不断发生变化的沟通，即信息交流是双向的活动。如组织间的协商、讨论或两个人之间的谈心等都属于双向沟通。双向沟通的优点是：能及时获得反馈的信息；沟通的信息准确性较高；通过沟通有助于联络和巩固双方的感情。其缺点是：信息完整传递的速度较慢；信息接收者可以反对信息发送者的意见，在一定条件下可能给信息发送者造成心理上的压力。

4. 按是否需要第三者加入分类

沟通按是否需要第三者加入分为直接沟通和间接沟通。

直接沟通是指信息发送者和接收者直接进行信息交流，无须第三者传递的沟通方式，如面对面交谈、电话交谈等。直接沟通的优点是沟通迅速，双方可以充分交换意见，进行信息交流，并能迅速取得相互了解。其缺点是信息的有效传递需要时间和空间上的一致性，有时直接沟通存在一定困难。

间接沟通是指信息发送者必须经过第三者的中转才能把信息传递给接收者。间接沟通的优点是不受时间和空间条件的限制。其缺点是较浪费人力和时间，且可能使信息失真。

5. 按凭借的媒介分类

沟通按凭借的媒介分为口头沟通和书面沟通。

口头沟通是指以口头语言为媒介的沟通，如演讲、口头汇报等。口头沟通是人际关系中最常用的一种形式，人们借助口头语言传递不同的信息、情感和思想。口头沟通的优点是信息的发送和反馈快捷、及时。其缺点是信息传递经过的中间环节越多，信息被曲解的可能性就越大。

书面沟通与口头沟通都属于语言沟通的过程，但书面沟通更加规范、正式和完整。书面沟通是以书面文字为媒介的沟通，如通知、文件、备忘录等。在组织和群体正式的、比较规范的沟通中通常采用书面沟通的形式。书面沟通的优点是沟通的内容具体化、直观化，沟通信息能够被保存，便于查询。其缺点是需花费大量时间，缺乏及时的反馈，而且不能保证接收者完全正确地理解信息。

6. 按是否使用语言分类

沟通按是否使用语言分为语言沟通和非语言沟通。

语言是人类特有的一种非常好的、有效的沟通方式。语言沟通包括口头语言、书面语言、图片或者图形等。口头语言包括面对面的谈话、会议等；书面语言包括信函、广告和传真等；图片包括幻灯片和电影等。这些都统称为语言沟通。在沟通过程中，语言沟通更擅长传递的是信息。

非语言即肢体语言包含的内容非常丰富，如动作、表情、眼神等。实际上，在声音里也包含着非常丰富的肢体语言。人们说话时的语调也属于肢体语言的一部分。肢体语言更适合沟通人与人之间的思想和情感。

三、沟通的意义

沟通是人类社会的基本特征和活动。没有沟通就不可能形成组织和人类社会。沟通是维系组织共存、保持和加强组织纽带、创造组织文化、提高组织效率、促进组织不断发展的主要途径。沟通不是万能的，但没有沟通是万万不能的。

1. 沟通的必要性

（1）不同的价值观与立场有必要沟通。不同的成长环境、不同的立场角度都会造成人们之间的误解，只有通过沟通交流，才可能促进彼此的理解，从而形成共识。

（2）理念模糊和思维方式的不同有必要沟通。每个人都有自己的思考模式，并且总是不自觉地以自己的思路代替别人的思路，只有通过沟通才可能解除由此而产生的障碍。

（3）信息的不对称有必要沟通。信息的不对称会导致信息传递和反馈出现问题，信息量过大或过小、个人的主观理解、传递方式和媒介的因素都需要通过必要的沟通来解决。

2. 沟通的重要性

（1）沟通可以满足人们彼此交流的需要，也就是社会交往的需要。每个人都是生活在一定的社会群体之中的，人际关系是个人和社会交往的一条纽带。人际关系并不是凭空建立起来的，沟通在其中起了非常重要的作用。在现代社会，不善于沟通的人不但会失去许多机会，而且也将导致自己无法与别人协作。每个人都不是生活在孤岛上，只有与他人保持良好的协作，才能获取自己所需要的资源，才能获得人生的成功。

（2）沟通可以降低工作的代理成本，提高办事效率。在一个组织中，上下级之间的沟通、同事之间的沟通、部门与部门之间的沟通，是提高工作效率的有效途径。及时的沟通，能使下级很快了解上级交办工作的意图，使上级随时掌握下级工作中遇到的困难，能及时得到其他部门的大力支持，这对干好一件工作能起到事半功倍的作用。

（3）沟通是个人身心健康的保证。人是社会性的生物，人际沟通是其特有的需求，如果这种需求得不到满足，就会影响人的身心健康。保持人与人之间充分的思想情感交流、保持实现沟通行为所必需的条件，是保证个人心理健康成长所必需的。

第三节　人际关系冲突管理

一、人际冲突概述

人际冲突是一种十分普遍的现象，可以说，只要有人群的地方，就必然存在人际冲突。

1. 人际冲突的定义

人际冲突是一种对立状态，表现为两个或者两个以上相互关联的主体之间紧张、不和谐、敌视甚至争斗的状态。

从本质上来说，冲突表现为两种：一种是在某些实质性问题上存在不相容的利益；另一种是包含负面情绪的行为，如不信任、恐惧、拒绝和愤怒等不相容的行为。

2. 人际冲突产生的原因

（1）误解。

（2）个性差异。

（3）缺乏合作精神。

（4）对有限资源的争夺。

（5）行为方式和做事风格上的差异。

（6）文化及价值观的差异。

（7）追求目标上的差异。

（8）对问题的看法、认识的不同。

3. 人际冲突的作用

人际冲突既有正面作用，又有负面作用，如果能够妥善处理，可以促进人际关系的改善，反之会对人际关系产生消极影响。

（1）人际冲突的积极作用。能够促进问题的公开讨论和尽快解决，提高成员在组织事务中的参与程度，促进成员间的沟通与了解；能够激发成员的创造力，给组织带来活力，避免个人停滞不前；能够宣泄愤怒与敌意，避免过度累积各种负面情绪，最终导致不可收拾、关系破裂的局面。

（2）人际冲突的消极作用。影响组织成员的心理健康；造成组织内部的不满与不信任；使组织内相互支持、相互信任的关系变得紧张；导致成员和整个组织变得封闭，缺乏合作，从而阻碍组织目标的实现；破坏团体中的凝聚力。

总之，人际冲突可能带来彼此关系的紧张和压力，并使当事人经历失望或气愤等负面情绪。但从另一个角度看，如果能够有效地解决冲突，则冲突除了能够宣泄不满之外，还可以使双方的关系更加亲密，并能促进个人成长和需求的满足。

二、人际冲突的管理

1. 人际冲突管理的定义

人际冲突管理是指人们采取一定的行为来应对、处理人际冲突。

2. 解决人际冲突的方法

（1）妥协。妥协是指在冲突双方互相让步的过程中达成一种协议的局面。在使用妥协时应注意适时运用，特别注意不要过早采用这一方式，否则会出现以下问题：一是冲突方可能没有触及问题的真正核心，而是就事论事地加以妥协，因此缺乏对冲突原因的真正了解，在这种情况下妥协并不能真正地解决问题；二是有可能放弃了其他更好的解决方式。

这种解决冲突的方式适用于以下情况：

1）对双方而言，协议的达成比没有达成更好。

2）达成的协议不止一个。

（2）回避。回避是指在冲突的情况下采取退缩或中立的倾向，有回避倾向的管理者不仅回避冲突，而且通常担当冲突双方的沟通角色。管理者采取这一态度并不能解决问题，甚至可能给组织带来不利的影响，但在以下情况下采取回避的方式可能是有效的：

1）冲突的内容或争论的问题微不足道，或只是暂时性的，不值得耗费时间和精力来面对这些冲突。

2）当一方的实际权力与处理冲突所需要的权力不相符时，回避的态度可能比较明智。例如，作为一名中低层管理者与公司高层管理者发生冲突时，采取回避的方式可能会好一些。

（3）平滑。平滑是指在冲突的情况下尽量弱化冲突双方的差异，而更强调双方的共同利益。采取这一方式的主要目的是降低冲突的紧张程度，因而是着眼于冲突的感情面，而不是解决冲突的实际面，所以这种方式效果有限。当以下情况发生时，采取平滑的管理方式可有临时性的效果：

1）当冲突双方处于一触即发的紧张局面。

2）在短期内为避免分裂而必须维护调和的局面。

（4）强迫。强迫是指利用奖惩的权力来支配他人，迫使他人遵从自己的决定。一般情况下，强迫的方式只能使冲突的一方满意。经常采用此种方式解决冲突是一种无能的表现，有此倾向的人通常认为冲突是一方输另一方必然赢。当处理与下级的冲突时，经常使用诸如降级、解雇、扣发奖金等威胁手段；当面临和同级人员之间的冲突时，则设法取悦上级以获得上级的支持来压迫对方。经常采用这种解决冲突的方式往往会导致负面的效果。在以下情况下，这种方式具有一定的作用：

1）必须立即采取紧急的行动。

2）为了组织长期的生存与发展，必须采取某些临时性的非常措施。

（5）合作。合作是指冲突双方愿意共同了解冲突的内在原因，分享双方的信息，共同寻求对双方都有利的方案，采用这一方式可以使相关人员公开地面对冲突和认识冲突，讨论冲突的原因并寻求各种有效的解决途径。

1）在下述情况下适于采取合作的方式：

①相关人员具有共同的目标并愿意达成协议。

②一致的协议对各方都有利。

③高质量的决策必须以专业知识和充分的信息为基础。

2）采取合作方式应遵守的原则：

①在焦点问题上，双方要相互沟通和反馈。

②在分析问题和制定可行性方案之后考虑妥协。

③在认真检查自己想法的基础上，了解对方的想法。

④不要事先设定对方的人品，如缺乏涵养、粗暴无礼等。

3. 解决人际冲突的策略

（1）学会换位思考。所谓的换位思考就是换个位置，站在对方的角度和立场来考虑问题。换个角度看问题不仅能注意到自己的情绪、思维和行为方式，而且能够理解和关注别人的情绪、思维和行为方式。这样，人们之间的距离就会更近，隔阂就会更少，交流也就更顺畅。

（2）尊重对方，求同存异。每个人都有自己的个性特点，要尽可能地理解别人的需要，尊重每个人的兴趣爱好，承认彼此间的差异。

（3）学会沟通。良好的沟通能力是解决人际冲突的良方。很多人际冲突是因为不及时的沟通交流导致的。通过适时恰当的沟通，信息能被准确及时地传递，许多人际冲突都会得到解决。

三、沟通障碍及消除

在人们平时的工作和生活中，沟通障碍所带来的伤害和损失是非常大的，它比任何一种不良习惯带给人们的伤害都大。工作中缺乏沟通技巧会影响与同事的交流，导致工作效率低下进而影响职业生涯的发展，生活中的不良沟通会带来个人与家庭、个人与朋友甚至与社会的矛盾。

1. 沟通障碍的定义

所谓沟通障碍，是指在信息的传递和交换过程中，由于信息意图受到干扰或误解而导致沟通失真的现象。

2. 沟通的障碍

在沟通过程中，信息发送者、信息接收者、信息沟通中三个环节都可能出现沟通障碍，其表现主要有以下方面：

（1）信息发送者的障碍

1）目的不明确，导致信息内容的不确定。信息发送者对自己的沟通目的不明确，不知道自己要向对方说什么、怎么说，也不知道信息接收者想听什么，这使得信息沟通遇到无法逾越的障碍。

2）表达不清，导致信息传递失真。无论是口头交流还是书面沟通，都要求信息发送者必须清晰地表达自己的意思或意图。如果信息发送者语无伦次、口齿不清，或字迹模糊、文理不通、词不达意，都会造成信息失真，使信息接收者无法了解信息发送者所要传递的真实信息。

3）形式不当，导致信息失效。当人们使用语言或非语言形式表达同样的信息时，一定要相互协调，否则会使人产生“丈二和尚摸不着头脑”的感觉。

4）信息发送者形象不佳。如果信息接收者认为信息发送者不守信用，并对其持有偏见或看法，即使信息发送者所发出的信息是真实的，信息接收者也极有可能产生怀疑。因此，信息发送者一定要注意自己在对方眼中的形象，选择适当的沟通策略。

（2）信息接收者的障碍

1）过度加工，导致信息模糊或失真。在信息交流过程中，信息接收者有时会按照自己的主观意愿对信息进行“过滤”或“添加”，使所传递的信息变得面目全非，从而导致信息模糊或失真。

2）思想、文化的差异，导致对信息理解的偏差。由于人们的个性特点、认知水平、价值标准、权力地位、社会阶层、文化修养、智商情商等方面的不同，因此在信息交流过程中总习惯于以自己的判断为准则来选择接收信息。

3）心理定式，导致对信息理解的片面和极端。信息接收者若在人际沟通或信息交流过程中曾经受到过伤害，有过不良的情感体验，造成“一朝被蛇咬，十年怕井绳”的思维惯性和心理定式，对信息发送者心存疑惑、怀有敌意，或内心恐惧、忐忑不安，就会拒绝接收对方所传递的信息，甚至抵制参与信息交流。

4）忽视反馈，导致信息传递受阻或重复。在信息交流过程中，如果信息接收者不能及时反馈信息，可能会导致信息的接收受阻，或发送方重复发送信息。

（3）信息沟通中的障碍

1）空间障碍。沟通双方距离太远，接触机会过少，或者只能借助通信设施等传递信息，都会造成沟通障碍。社会文化背景不同形成的社会距离也会影响信息的沟通。

2）时间障碍。沟通要选择有利的时机，时机不成熟不要仓促行事，贻误时机会使某些信息失去意义。沟通者应对环境和事态变化保持高度敏感。

3）组织机构障碍。庞大的组织机构、过多的管理层级，不仅浪费时间，更容易使信息由于层层传递而失真。

4）环境障碍。稳定有序的环境有利于信息传递的速度和效率，杂乱无序的环境往往会使信息传递在一定范围内受阻。

3. 沟通障碍的消除

（1）拥有同理心。沟通的首要技巧在于是否拥有同理心，即学会从对方的角度考虑问题。这不仅包括理解对方的处境、思维水平、知识素养，还包括维护对方的自尊、加强对方的自信、请对方说出自己的感受。

同理心主要关注的是情感的交流，情感胜于技巧，在情感上与对方息息相通，会极大地消除沟通中的障碍。

（2）设定目标。首先要给自己设定好沟通的目标，必须知道自己说什么、什么时候说、对谁说以及怎么说。

（3）客观地表达。谨慎地表达自己的意图，尊重、利用事实，使用中性、非判断性的词语。

（4）善于倾听。倾听是对他人的一种鼓励，可以改善彼此的关系。通过倾听可以获得重要的信息，从而有助于解决问题；通过倾听能够及时发现他人长处，并创造条件让其得以发挥，以激发其工作积极性。

（5）开放式发问。开放式发问更容易给对方表达个人观点和意愿的空间，也使发问获得更多的信息。同时通过开放式发问能够拓宽交流沟通的范围，找到双方的共鸣点。

（6）善于运用肢体语言。人们获取的信息中大约有 55% 是源自身体动作，38% 源自声音的语调语速，仅有 7% 是从语言中获取的。

1）手势语言。手是身体动作中最重要、最容易被关注的部分。它以不同的动作配合讲话者的语言传递心声。有时候运用手势动作的沟通效果远好于语言表达。

2）动态语言。动态语言表现在举止上，在一定程度上能够反映一个人的素质和性格，沉着冷静、从容端庄的举止会让人产生信任和安全感。

3）触摸语言。触摸是无声的语言，是人类情感的表达方式之一。在情感沟通交流过程中，合适的触摸会给对方带来亲切感和慰藉，能够有效地安抚对方的情绪，起到很好的沟通效果。

4）表情语言。表情语言包括眼神和微笑。眼睛是“心灵的窗户”，一个人的眼神可以表达喜怒哀乐。只有眼睛注视对方时，彼此的沟通才能建立。微笑在沟通中与语言和动作互为补充，相得益彰，传递着尊重、关心、善意和快乐。微笑能够使沟通在轻松的氛围中展开，可以消除由于陌生紧张带来的障碍。

第三章

中医健康管理概况

中医健康管理以中医体检作为依托，在全面健康体检的基础上，运用中医整体理念进行中医体质辨识及中医四诊辨证分析，形成中医体质评估报告，并设计个性化的中医特色健康指导和健康干预方案，建立个人健康信息档案。

第一节　中医健康管理的主要内容

一、中医体质学说与健康信息收集评估

体质是在个体生命过程中以先天遗传和后天培养为基础所表现出的生理功能、形态结构以及心理状态等方面综合的、相对稳定的特质。国家中医药管理局颁布的“中医体质表”“中国体质分类判定标准”等科学的中医体质测量工具，为建立以中医体质学说为基础的健康管理模式奠定了坚实的科学基础，同时也可以更加科学有效地收集、分类、提取以及评估不同体质人群信息，以此提出具有针对性的健康干预措施。

中医体质学说为建立具有中国特色的中医健康管理体系提供了重要的理论依据，这一学说依据中医辨证施治的原则对个体进行分类，将个体的体质合理、全面地分为平和质、气虚质、阳虚质、阴虚质、痰湿质、湿热质、瘀血质、气郁质、特禀质 9 种基本类型。同时，根据这 9 类体质建立了“体质三论”的中医健康管理体系，即“体质可分论、体质相关论、体质可调论”，从而奠定了中医健康管理信息采集的基础，为

下一步开展中医干预提供了客观依据。

二、中医养生学说与健康管理咨询干预

中医养生学说是研究如何使用中医方法增强体质、预防疾病，达到提高生活质量和延长寿命目的的理论和方法。养生是根据人类生命的内在规律及衰老的机制，通过采取各种方法调整身体状态，增强体质、预防疾病、延缓衰老，以达到“防病延衰”的目的。《黄帝内经》中强调人与自然的整体运动观，指出养生应“法于阴阳，和于术数，调于四时，内外安和，恬淡虚无，合同于道”。同时强调道德性格的涵养，动静结合，防止饮食劳倦、六淫外侵、七情内伤、七损八益，做到形神统一、内外统一，达到延年益寿的目的。《黄帝内经》的养生学说建立了中医养生学的理论体系及基本原则，即“顺应自然、形神共养、惜精固本、综合调养”等。

例如，中医对亚健康的干预方法主要分为中药调理与非药物干预。非药物干预作为对传统医学方法的应用，近年来备受研究人员的关注。非药物干预主要包括针灸疗法、推拿疗法、中医体质筛查法、膳食保健运动疗法以及情志疗法等方式。依据中医理论体系的整体观、辨证观和平衡观以及现代心理学的应激防治理论，对心理应激亚健康状态进行干预，如采用移情疗法、以情胜情疗法、易性疗法和情境疗法等进行治疗。

三、中医药适宜技术在健康管理中的优势

中医药适宜技术是中医健康管理的有效干预方法，在基层社区卫生服务体系中有其独特的优势，通过针灸、推拿、太极拳、五禽戏等方式可以更好地对不同人群的生活方式进行调整，从而改善生活状态。中医辨证非常强调个体情志的变化，以及生活习惯、生活环境等因素的影响，从宏观和整体的角度看待人体的发展规律，重视人的主观能动作用，增强自身的应对能力，施行多样化、个体化的干预手段，这些方法相对于西医的预防措施更为积极。因此，中医药干预方法相比西医仅针对疾病特点进行治疗更具科学性与全面性，在健康管理过程中科学地发掘中医药适宜技术，可以使健康管理过程更加符合人与自然的发展规律，更加科学有效，而且多数中医调整方法的成本比较低廉，这一点也能促进健康管理更好地全面推广。

第二节 健康风险因素

一、环境因素

人群的健康和疾病始终与环境因素密切相关。环境因素是指以人为主体的外部世界，或围绕人的客观事物的总和，包括自然环境和社会环境。一个完整的个体，不仅是生物学意义上的人，而且还处在特定的自然环境和社会环境之中，是自然环境和社会环境的一部分。因此，在考虑个体的健康和疾病时，不仅要考虑其生物特性，更要考虑自然环境和社会环境的影响，以使个体达到“天人合一”的最佳健康状态。

危害健康的环境因素包括自然环境因素、社会环境因素和心理因素。

1. 自然环境因素

自然环境是人类赖以生存的物质基础，存在着大量影响健康的因素。影响健康的自然环境因素包括生物性因素、物理性因素和化学性因素。生物性因素包括细菌、病毒、寄生虫等；物理性因素包括噪声、震动、电离辐射等；化学性因素包括毒物、农药、废气、污水等。生态被破坏会失去有益因素，增加危害因素，使水、空气、土壤、食物等受到细菌、病毒、寄生虫、生物毒物、化学物质的污染。污染必然对人体造成伤害，其危害一般具有低浓度、长周期、慢效应、大范围、人数多、后果严重及多因素协同作用等特点。生产环境中的有害因素，如各种生产性毒物、粉尘、农药等均可对健康造成威胁。

2. 社会环境因素

健康不仅受自然环境因素影响，同时也受社会环境因素影响。社会环境因素在疾病的发生、发展、转归和防治过程中都起到极其重要的作用。

社会环境因素是指社会的各项构成要素，包括一系列与社会生产力和生产关系有密切联系的因素，即以生产力发展水平为基础的经济状况、社会保障、人口、教育以及科学技术等，和以生产关系为基础的社会制度、法律体系、卫生保障及社会文明等。社会环境因素所涵盖的内容非常广泛。社会环境因素影响健康的规律与特点是非特异性与广泛性、持久性与累积性，并且与人类健康常常以交互作用的方式产生效应。在不同收入水平的国家中，健康和疾病与社会经济地位相关，社会经济地位越低，健康水平越差。健康水平和人的经济地位、文化程度等都呈正相关的关系。

3. 心理因素

人不仅是一个生物体，还具有社会属性和心理活动，是生物、心理和社会的统一体，身心是相互关联和互动的，健康和疾病现象与心理因素密切相关。

心理因素是指影响人类健康和疾病过程的认知、情绪、人格特征、价值观念及行为方式等。一般认为心理因素赋予个体某些易病倾向，从而在社会文化等环境因素作用下易于表现出某些心理障碍和躯体疾病。人在精神上出现问题的时候，身体就会患病；而身体患病时，精神上也会感到痛苦。遭受精神创伤会使机体免疫力下降，导致感染性疾病的发生。

美国心理学家马斯洛和麦特曼认为，正常的心理应具有以下特征：

（1）充分的适应能力。

（2）充分了解自己，并对自己的能力有适当的评价。

（3）生活的目标能切合实际。

（4）与现实环境保持接触。

（5）能保持人格的完整与和谐。

（6）具有从经验中学习的能力。

（7）具有良好的人际关系。

（8）适当的情绪发泄和控制。

（9）能做有限度的人格发挥。

（10）个人的基本要求符合社会规范，并有恰当的满足感。

二、生物遗传因素

现代的生物－心理－医学模式并不否定生物遗传对健康的影响，而是更准确地认识和肯定了生物遗传因素的含义和医学价值。人体的基本生物学特征是健康的基本决定因素，遗传素质影响不同个体的健康和疾病状况。了解心理因素和社会环境因素对健康和疾病的影响，也需要深化对生物遗传因素的研究。

危害健康的生物遗传因素主要包括两类：直接与遗传相关的疾病、遗传与其他危险因素共同作用的疾病。例如，血友病、镰状细胞贫血症、蚕豆病等是和遗传直接相关的疾病，高血压、糖尿病等是遗传与其他危险因素共同作用的疾病。

三、行为生活方式因素

生活方式是个人或群体在长期的社会化进程中形成的一种行为倾向或行为模式，它包括人们的衣、食、住、行、劳动工作、休息娱乐、社会交往、待人接物等物质生活和精神生活的价值观、道德观、审美观。可以理解为是在一定的历史时期与社会条件下，各个民族、阶级和社会群体的生活模式。

健康行为是指人们为了增强体质和维持身心健康而进行的各种活动，如充足的睡眠、平衡的营养、适量的运动等。健康行为之所以健康是因为它能不断增强体质，维持良好的身心健康和预防各种不良行为、不良心理因素引起的疾病，还能帮助人们养成健康习惯。因为多发病、常见病的发生多与不良行为因素和不良心理因素有关，而且各种疾病的发生、发展最终都可找到不良行为、不良心理因素的相关性，通过改变不良行为和不良生活习惯，养成健康习惯，能够预防疾病的发生。可见，健康行为是保证身心健康、预防疾病的关键。

四、卫生服务因素

卫生服务是针对个人和人群进行的、有益于健康的医学行为的全方位和人性化的管理与看护，是卫生系统借助一定的卫生资源，向居民提供的医疗、预防、保健、康复等各种活动的总称。

第四章

健康管理策略

健康管理的基本策略是通过健康信息采集、健康风险评估和健康风险干预，控制风险因素，达到维护健康的目的。健康信息采集、健康风险评估旨在提供有针对性的个性化健康信息以调动个体降低本身健康风险的积极性，而健康风险干预则是根据循证医学的研究结果指导个体维护自己的健康，降低已经存在的健康风险。

健康管理的基本策略主要包括生活方式管理、需求管理和疾病管理。

第一节 生活方式管理

生活方式管理主要关注健康个体的生活方式、行为可能带来的健康风险，这些行为和风险将影响他们对医疗保健的需求。生活方式管理使用对健康或预防有益的行为塑造方法促进个体建立健康的生活方式和习惯，以减少健康风险因素。它要帮助个体作出最佳的健康行为选择，调动个体对自己健康的责任心，通过采取行动降低健康风险和促进健康行为来预防疾病和伤害。因此，生活方式管理的效果取决于如何使用行为干预技术来激励个体和群体的健康行为。

一、生活方式管理的概念

从健康服务的角度来说，生活方式管理是指以个人或自我为核心的卫生保健活动。

该定义强调个人选择行为方式的重要性，因为其直接影响人们的健康。生活方式管理通过健康促进技术，如行为纠正和健康教育来保护人们远离不良行为，减少危险因素对健康的损害，预防疾病，改善健康。膳食、身体活动、吸烟、饮酒、精神压力等是目前对个人进行生活方式管理的重点。

二、生活方式管理的特点

1. 以个体为中心，强调个体的健康责任和作用

选择什么样的生活方式属于个人的意愿和行为。通过调动个体的积极性，可以帮助个体作出最佳的健康行为选择，例如不吸烟、不酗酒、合理膳食、适量运动等。通过多种方法和渠道帮助人们作出决策，例如，提供条件供人们进行健康生活方式的体验，指导人们掌握改善生活方式的技巧等。但这一切都不能代替个人作出选择生活方式的决策。

2. 以预防为主，有效整合三级预防

预防是生活方式管理的核心，在健康或疾病的不同阶段都应始终贯穿三级预防策略。预防的含义不仅仅是预防疾病的发生，还在于逆转或延缓疾病的发展历程。其中，一级预防又称病因预防，即在发病前期，针对致病因素（生物因素、心理因素、社会因素等）所采取的根本性预防措施，是预防医学的最终奋斗目标，例如，平衡膳食可以预防因热量过多导致的肥胖。二级预防又称临床前期预防或“三早预防”，即在疾病的临床前期做好早期发现、早期诊断、早期治疗的“三早”预防措施。它是发病期所进行的阻止病程进展、防止疾病蔓延或减缓疾病发展的主要措施，如通过体检及早发现血脂、血糖异常。三级预防又称临床预防，是针对已明确诊断的患者，采取的适时、有效的处置，以防止病情恶化、促使功能恢复、预防并发症和伤残。如对于确诊的高血压患者给予对症的药物进行血压控制。针对个体和群体的特点，有效整合三级预防，是生活方式管理的真谛。

3. 以生活方式管理为基础，与其他健康管理策略联合应用

在实际应用中，生活方式管理可以多种不同的形式出现，也可融入健康管理的其他策略中。例如，生活方式管理可以纳入疾病管理项目中，用于减少疾病的发生率，或降低疾病的损害；可以在需求管理项目中出现，帮助人们更好地选择食物，提醒人们进行预防性的医学检查等。

三、生活方式干预的技术

生活方式管理是其他健康管理策略的基础。生活方式的干预技术在生活方式管理中举足轻重。在实践中，以下四种主要技术常用于促进人们改变生活方式。

1. 教育

教育干预是生活方式管理策略的基础组成。传统健康教育注重传播知识和确立态度，不重视改变个人行为。而生活方式管理的目标是改善健康，在传统健康教育的基础上，更注重教育患者对自身健康的自我管理。

2. 激励

通过正面强化、反面强化、反馈促进、惩罚等措施进行行为矫正，改变环境并矫正不健康的行为。例如社区发放控盐勺、量油壶就是对饮食控盐降油的有效激励方法。

3. 训练

通过一系列的参与式训练与体验，培训个体掌握行为矫正的技术，方法包括讲课、示范、实践、反馈、强化、布置作业等。在我国，社区卫生服务中心也开展了慢性病的自我管理知识讲座、适宜技术培训、患者示范等方面的训练。

4. 营销

利用社会营销技术推广健康行为，营造健康的大环境，促进个体改变不健康的行为。例如，大众传媒的健康讲堂、互联网健康信息传播等都是营销方式。

四、健康生活方式的管理方法

世界卫生组织提出了“合理膳食、适量运动、戒烟限酒、心理平衡”的健康促进准则。我国卫生部门结合中国特色，发布了健康生活方式核心信息，包括基本健康行为和慢性病预防控制两部分内容。其中，基本健康行为包括合理饮食、适量运动、戒烟限酒、疫苗接种、日常卫生和合理用药六个方面。

1. 合理饮食

要求饮食中提供足够的热量，各种营养素要均衡，比例要适当，满足人体各种营养需要，达到合理营养、促进健康的目的。

2. 适量运动

身体活动包括家务、交通、工作和闲暇时间的活动等，积极的身体活动对健康有诸多益处，但也需要采取必要的防护措施，以免造成运动损伤。

3. 戒烟限酒

吸烟会提高各种癌症（尤其是肺癌）、心脏病、呼吸系统疾病、中风的患病率，过量饮酒也会增加患高血压、中风和某些癌症等疾病的风险。应了解吸烟的危害和戒烟的益处，尽早戒烟；倡导文明饮酒，不提倡过度劝酒。

4. 疫苗接种

疫苗接种可以有效预防、控制甚至消灭一些严重危害人类健康的疾病。通过注射或口服等方式，使疫苗进入人体并产生抵御某些细菌、病毒的能力，保护身体不得某些疾病。儿童家长或儿童监护人要按规定建立预防接种记录并妥善保管。

5. 日常卫生

勤洗手是预防传染病的重要措施，正确洗手是保证个人卫生的基础，保持手部清洁卫生是降低腹泻等肠道传染病和肺炎等呼吸道传染病患病风险最有效和最廉价的方法之一。日常生活中，经常开窗通风，保持室内空气流通，可降低室内空气中微生物的数量和密度，减少个体与病原体的接触。要注意饮食和饮水卫生，不吃不洁或半生食物。

6. 合理用药

要提高安全用药的意识，用药时要明确药物的用途、用法与不良反应，服药时要遵医嘱，不要自己随便选药、停药，预防药物依赖。

第二节　需求管理

一、需求管理的概念

需求是当人的某一级需要得到最低限度的满足后所追求的高一级的需要，它逐级上升，成为推动继续努力的内在动力。需求管理是健康管理的常用策略，需求管理的实质是通过帮助人们维护自身健康以及寻求恰当的医疗保健，来控制健康消费的支出和改善对医疗保健的利用。

二、影响需求的主要因素

需求管理是一个动态的过程，它从需求确认开始，再通过需求分析，力图实现目标患者需求性的最佳结合。影响人们对医疗卫生保健消费需求的因素主要有四种：

1. 患病率

患病率可以影响健康服务需求，因为它反映了人群中疾病的发生水平。

2. 感知到的需要

个人所能感知到的健康服务需要是影响服务利用的最重要的因素，这些因素主要包括个人对于疾病危险程度和卫生服务益处的知识、个人感知到推荐疗法的疗效、个人评估疾病问题的能力、个人感知到疾病的严重性、个人独立处理疾病问题的能力以及个人对自己处理好疾病问题的信心等。

3. 患者选择偏好

患者选择偏好强调个人在决定其健康干预措施时的重要作用。中医健康管理师的职责是帮助个人了解这种治疗的益处和风险。

4. 健康因素以外的动机

一些健康因素以外的动机，如个人请病假的能力、残疾补贴、疾病补助以及相关社会政治经济因素等，都能对人们寻求医疗保健的决定产生不同程度的影响。

三、需求预测的方法和技术

需求管理通常是通过一系列的服务手段和工具，影响和指导人们的卫生保健需求。归纳起来主要有：

1. 以问卷为基础的评估

该项评估属于前瞻性的评估，以健康和疾病风险评估为代表，利用综合性的问卷和评估技术，预测在未来的一定时间内个人的患病风险以及卫生服务的主要消费者。

2. 以医疗花费为基础的评估

该项评估属于回顾性的评估，通过分析已发生的医疗费用，预测未来将发生的医疗费用。

3. 以医疗大数据为基础的评估

大数据是指无法在一定时间范围内用常规软件进行捕捉、管理和处理的数据集合，通过大数据挖掘和分析关键技术，可对公共突发事件、流行性疾病暴发、人口流动等提供分析和预警，也可提供科学管理和决策的数据基础和信息依据。依托互联网开展大数据应用是健康需求预测的重要方向，如将可穿戴式设备、移动通信等结合起来，可构建多种新型健康服务模式，包括自我健康管理、疾病危险因素分析和预警等。

第三节　疾病管理

一、疾病管理的概念

疾病管理是基于“预防疾病比治疗疾病的花费低”这一理念建立的。它是以人群为基础，重视疾病发生、发展的全过程，提供全方位的疾病诊断、治疗、监测、维护服务，帮助患者控制病情的发生、发展，防止病情的恶化及并发症的出现，提高患者和家属的生活质量。强调预防、保健、治疗等多学科的合作，强调个人积极参与和自我管理，提倡资源的及早利用，减少非必需的发病之后的医疗花费。

疾病管理着眼于一种特定疾病，为患者提供相关的医疗保健服务。目标是建立一个实施医疗保健干预和人群间沟通、与强调患者自我保健重要性相协调的系统。该系统可以支持良好的医患关系和保健计划。美国疾病管理协会（DMAA）对疾病管理的定义为：疾病管理是一种通过整合性医疗资源的介入与沟通来提高患者自我管理效果的管理系统。疾病管理的目标是通过健康产业链的各组织和部门的相互协作，提供持续、优质的健康保健服务，提高成本效益，并在此基础上提高疾病好转率和目标人群的生活质量，以及对健康保健服务的满意度。

二、疾病管理的特点

疾病管理跨越很多部门，需要整合多种资源。技术的进步、资料收集与处理能力的发展，逐步提高了疾病管理能力。疾病管理的特点主要包含以下三个方面：

1. 目标人群是患特定疾病的个体，如糖尿病管理项目的管理对象为已诊断患有 1 型或 2 型糖尿病的病人。

2. 不以单个病例和（或）其单次就诊事件为中心。疾病管理区别于传统的单个病例管理，它关注个体或群体连续性的健康状况与生活质量。

3. 医疗卫生服务及干预措施的综合协调至关重要。疾病管理关注健康状况的持续性改善过程，要求积极、有效地协调来自多个服务提供者的医疗卫生服务与干预措施。

三、疾病管理的步骤

疾病管理实施的步骤分为评估分层、制订保健计划、执行保健计划、效果评价四个阶段。

1. 评估分层

为确定随访的频率、干预的方式和干预的强度，将精力放到危险度高、自我保健意识差的人群上，将预备管理的患者进行分层。确定患者个体危险（情感和心理、经济状况、环境、健康行为和知识、病史、医疗状况、疾病过程等），对危险程度进行分级（层），一般分 3 ~ 5 层即可。

2. 制订保健计划

根据每位患者的实际情况，在患者的共同参与下一步一步地设立小的具体的目标，进而逐步达到最终的目标。目标设定要具有可行性，要十分具体、清楚，具有可操作性。一次不要设定太多的目标，最好一次制定一个目标。

3. 执行保健计划

通过电话咨询指导、邮寄健康教育材料或上网阅读以及上门家访等方式，提出计划的建议和期望目标，动员、鼓励和指导患者执行保健计划，灌输正面的希望，鼓励改变，教授患者自我管理的技能，提高患者自我管理的能力。

4. 效果评价

测量结果对于疾病治理成功与否也是十分重要的。这些反馈的结果对于找出管理的不足、提高疾病管理的质量十分有帮助。

第五章

健康教育与健康促进

健康教育和健康促进是健康管理工作中的一项重要内容。中医健康管理师要为服务对象提供促进健康的服务，教给人们防治疾病的知识，使其能对疾病防患于未然，增强自我保健能力，不断提高健康水平。

第一节　健康教育与健康促进概述

一、健康教育、健康促进的概念

1. 健康教育

健康教育是指通过信息传播和行为干预，帮助个人和群体掌握卫生保健知识、树立健康观念，自愿采纳有利的健康行为和生活方式的教育活动与过程。健康教育的目的是通过开展教育活动，帮助人们养成有益于健康的行为和生活方式，维持、促进和改善个人和社区的健康。健康教育具有以下几个特点：

（1）围绕健康话题开展教育工作。

（2）以目标人群为中心。健康教育要想取得良好的效果，需让目标人群认识到健康的重要性，把学习健康知识和技能、树立健康观念、坚持健康行为作为自觉自愿的行动。

（3）以行为改变为主要工作目标。行为与生活方式是健康的重要决定因素之一。

健康教育可以帮助目标人群减少危害健康的行为，养成促进健康的行为，从而保护和促进健康。

（4）具有多学科性。健康教育在充分吸收和运用医学、传播学、教育学、心理学、行为科学等多学科理论的基础上，形成自身独特的理论体系，具有交叉学科的特点。

（5）效果具有延迟性。健康教育是一个长期的、持续的过程，其效果往往要等到几年、十几年，甚至数十年后才能出现，具有延迟性。

2. 健康促进

1986年，世界卫生组织在加拿大首都渥太华召开了第一届国际健康促进大会，发布了《渥太华宪章》。该宪章指出："健康促进是提高人们改善自身和他人健康能力的过程。"这一定义表达了健康促进的目的和哲理，也强调了范围和方法。美国健康教育学家劳伦斯·格林指出："健康促进是指一切能促使行为和生活条件向有益于健康改变的教育与环境支持的综合体。"其中，环境包括社会的、政治的、经济的和自然的环境，而支持即指政策、立法、财政、组织、社会开发等各个系统。2005年，世界卫生组织发布的《曼谷宪章》重新把健康促进定义为"增加人们对健康及其决定因素的控制能力，从而促进健康的过程"。可见，健康促进是一个为了保护和促进人们的健康而开展的社会倡导、跨部门合作和人人参与的社会行动，通过健康政策的出台和健康环境的改善，促使人们能够为了保护和改善自身和他人的健康而掌握健康技能，改变自身的行为和生活方式，并获得公平、可及的健康服务资源。健康促进具有以下几个特点：

（1）健康促进对行为改变作用较持久且常带有一定的约束性。

（2）健康促进涉及整个人群的健康和生活的各个层面，而非仅限于疾病预防。

（3）健康促进在疾病三级预防中的作用主要体现在一级预防甚至更早阶段。健康促进不仅要改变人们不利于健康的行为生活方式，而且要帮助人们建立有益于健康的行为生活方式，以全面增进健康素质并促进健康。

（4）健康教育是健康促进的先导和基础。健康教育通过信息传播和行为干预的手段帮助人们了解政策及环境的改变，主动改变自身行为。

（5）健康促进融客观的支持与主观参与于一体。健康促进不仅涵盖了健康教育信息传播和行为干预的内容，还强调行为改变所需的组织支持、政策支持、经济支持等环境改变的各项策略。

3. 健康教育与健康促进的区别（见表 5-1）

表 5-1　健康教育与健康促进的区别

项目	健康教育	健康促进
内涵	知识 + 信念 + 行为改变	健康教育 + 政策环境支持
方法	传播与教育相结合，以教育为主	继续教育 + 社会动员 + 营造环境
特点	以行为改变为核心	全社会参与、多部门合作，对影响健康的危险因素实施综合干预
效果	知识、信念、行为的变化，可带来个体和群体健康水平的提高	个体和群体健康水平的提高，创造健康环境，效果有持久性

二、健康教育在健康管理中的地位和作用

健康管理是一种全新的健康行为指导观念和实践模式，其关键是针对特定人群的特定健康问题，提出预期的目标和相应的健康管理策略与方法，从而提升健康水平。健康教育之所以成为当前健康管理实践领域中一个备受关注的重要课题，正是由于它在健康管理模式中的独特地位和作用。健康教育在健康管理中的地位和作用可以从以下三个方面加以理解：

1. 健康教育是健康管理内容的重要组成部分

健康管理要求为服务对象提供适合个体需要的最佳服务，不仅包括疾病的诊疗，也包括疾病的预防和保健。健康管理的许多内容需要通过健康教育的途径加以实现。健康管理工作者只有在满足服务对象的各项保健需求的同时，做好对服务对象的健康教育，才能真正实现健康管理的目标。没有健康教育的健康管理，其意义是不完整的，也是不成功的。

2. 健康教育是落实健康管理的重要措施

健康教育是实施“以人的健康为中心”的健康管理模式的产物。要实现健康管理的总体目标，必须以科学的工作程序为指导，对服务对象实施健康教育。健康教育是全面落实健康管理不可缺少的重要措施。因此，在根据科学的工作程序制订健康教育计划的同时，必须按照科学的工作程序和步骤加以实施，以达到健康管理的预定目标。

3. 健康教育促进健康管理向纵深发展

健康教育作为健康管理的重要组成部分，对促进健康管理向纵深方向发展具有十分重要的意义。开展健康教育能够不断提高健康管理者的自身素质，为促进健康管理的开展打下坚实的基础。随着健康管理在国内的普遍开展，不断探索和研究健康教育

的新情况、新特点，积极开展健康教育，可以使健康管理的优越性得以充分体现，从而进一步促进健康管理向纵深发展。

第二节　健康传播

健康传播是健康教育、健康管理的重要干预措施之一。要成功地达到预防疾病、促进健康的目标，就必须依赖个体和社会的有效参与，因此需要广泛深入地开展健康传播活动。

一、健康传播的概念

传播是指两个相互独立的系统之间，利用一定的媒介和途径所进行的有目的的信息传递活动。它是个人之间和集体之间以及集体与个人之间交换和传递新闻、事实、意见等信息的过程。

健康传播是指人们通过各种渠道，运用各种传播媒介和方法为维护和促进健康而制作、传递、分享健康信息的过程。健康传播是健康教育与健康促进的重要手段和策略。

二、健康传播的影响因素

1. 传播者方面的因素

（1）传播者的信誉和威望越高，传播效果就越好。

（2）传播者对信息内容的熟悉程度，以及有无明确的目标人群，将直接影响传播效果。目标人群越准确，传播对象的针对性越强，传播效果就越好。

（3）传播双方具有共同的经验和语言时容易产生共鸣而增强传播效果。

2. 内容方面的因素

（1）信息内容要有针对性，针对性越强，传播效果越好。

（2）使用的符号要通用，准确，易于理解。

（3）信息表达形式应根据目的和受众需求而设计。

3. 媒介方面的因素

（1）媒介与传播内容的一致性。

（2）媒介与传播时间的一致性。

（3）媒介覆盖区域与受众所在区域的一致性。

（4）媒介对受众的选择性。

4. 受众方面的因素

（1）心理因素。一般来说，受众心理越健康，心理适应力越强，传播效果及反馈就越好，越容易产生互动。

（2）社会文化特征。越是在一个开放的社会和充满活力、有很强容纳性的社会文化背景下，信息的传播就越快，效果也越好。

（3）健康状况。及时的、积极的反馈来源于一个健康的受众群体，其传播的效果会更好。

5. 环境因素

（1）噪声的干扰。广义的噪声即一切对传播过程和传播效果产生负性影响的环境因素。

（2）地理环境的影响。受众居住地过于分散，过于偏远，不利于大众传播。

三、人际传播

1. 人际传播的概念与特点

人际传播也称人际交流、亲身传播，是指个人之间进行的直接的信息交流。人际传播是人类最早的、最基本的传播方式，人们相互运用语言和表情、动作、手势等非语言形式表达思想、意见、事实及情感。

人际传播的主要形式是面对面的直接交流，与大众媒体等其他传播形式相比有着鲜明的特点：

（1）直接的人际传播不需要非自然的传播媒介。

（2）全息传播。

（3）信息交流针对性强。

（4）双向交流。

（5）传播具有一定局限性。

2. 人际传播的形式

（1）讲课。讲课是通过语言和文字的方式，向目标人群传达健康知识、信息和技能，启发目标人群的健康意识与动机的过程。

（2）同伴教育。同伴教育是以同伴关系为基础开展的信息交流和分享。

（3）演示与示范。演示与示范是教育者结合教育内容，采用实物或模型的方式进行实际操作演示，使教育对象学习掌握规范的操作步骤的教育方法。

四、健康传播媒介

1. 针对个体的传播媒介

传单、折页、小册子等供个人阅读观看的材料都属于面向个体的传播媒介。

（1）传单。传单的设计制作简单，成本较低，可由卫生机构设计制作后发放至社区，也可由社区卫生服务机构自行设计制作。传单主要由文字形成简单的信息，用于传播健康知识，倡导健康理念，可放置于社区卫生服务机构，或直接入户发放。传单应主题突出，内容简洁，每句话都应简明，通俗易懂，以便于居民阅读、理解。

（2）折页。折页采取彩色印刷的形式，图文并茂，简单明了，通俗易懂，适合文化程度较低的人群，可以宣传知识，倡导理念，也可以具体指导某项操作技能，便于携带和保存。

（3）小册子。小册子大多由专业卫生机构编写、印刷，其形式类似于书籍，以文字为主，信息量大，内容丰富，系统完整，通常包含较多的健康知识、健康行为指导等，有些手册还有完整的故事情节，可读性强。

2. 针对群体的传播媒介

（1）宣传栏。宣传栏是社区、医疗卫生机构置于室外、悬挂于走廊墙壁等处的健康教育形式。

宣传栏适宜宣传目标人群共同需要的卫生知识，由于内容可以随时更新，所以能及时跟进健康问题的动态。宣传栏要做到字迹清楚、字体大小适合近距离阅读，整体版面应美观，并适当配以插图以美化版面，但插图不能喧宾夺主；定期更换，一般1～3个月进行一次更新；放置地点要选择人们经常通过而又易于驻足的地方。

（2）招贴画和海报。画面通常由少量文字和较为突出的主题图画构成。由于招贴画和海报的特点，决定了这种类型的宣传材料更适于唤醒人们对健康问题的关注，有时也具有传播健康知识的作用。

（3）标语和横幅。制作标语和横幅的关键是信息内容的选择。要选择最重要的信息进行传播，就必须找到与目标受众健康利益密切相关的，对其认知疾病、预防疾病、保护健康有直接帮助的信息，信息内容要简练、通俗，同时，还要让受众懂得最关键的知识以及应该怎么做，并提炼出一句通俗易懂的话语，只有这样才能取得好的效果。

（4）DVD。DVD 属于影像材料，其特点是直观、生动，以声音和影像的形式传播健康知识和技能，指导人们的行为。此外，DVD 材料可以重复使用，其传播的信息稳定，能够避免在人际传播中信息的损失或由于传播者自己理解的局限性而造成的信息偏误。

3. 针对大众的传播媒介

（1）报纸和杂志。报纸的优点是：种类多，发行量大；内容深浅适宜，信息量大；内容可以反复阅读；便于保存，随时可读；价格较低廉。缺点是：不适于文化水平低的人群；不如电视、广播时效性强；与电视、电影相比，不够生动，缺少感染力。

杂志的优点是：专业性强，内容比报纸更深入、详尽；信息量大；有比较固定的读者队伍；比报纸更易长久保存；携带方便，易检索。缺点是：出版周期长，时效性不如报纸；要求读者有一定的文化水平和一定的专业知识。

（2）广播和电视。广播的优点是：传播速度快，覆盖面广，不受空间的限制；传播对象不受文化程度限制；节目制作简易、方便、迅速。缺点是：信息稍纵即逝，听众稍不注意便无法寻找。

电视的优点是：既有声音，又有图像，生动活泼，观众有真实感和现场感，能留下比较深刻的印象；覆盖面广，在电视发射范围内可自由观看。缺点是：设备昂贵；播放时间、内容固定，观众处于被动收看的地位。

五、健康传播效果

健康传播的效果按照可达到的难度，由低到高可分为以下四个层次：

1. 知晓健康信息

知晓健康信息是健康传播效果中的最低层次，只需要受众感知这些信息。

2. 健康信念认同

健康信念认同是健康传播效果中的第二层次，指受众接受了所传播的健康信息，认同信息中倡导的健康信念，自觉或不自觉地对自己在健康方面的态度、行为和客观环境进行分析判断。

3. 态度向有利于健康的方向转变

态度向有利于健康的方向转变是健康传播的第三层次。健康传播者通过健康信息的传播，使受众获得健康知识，促使其态度向有利于健康的方向转变。

4. 采纳健康的行为

采纳健康的行为是传播效果的最高层次。受众接受健康信息后，在知识增加、信念认同、态度转变的基础上，改变其原有的不利于健康的行为和生活方式，采纳有利于健康的行为和生活方式，这是健康传播的最终目标。

第六章

中医体质与辨体摄生方法

第一节　中医体质

一、体质的基本概念

体质是人群及人群中的个体受先天禀赋、后天生活方式、生存环境等多种因素的影响，在其生长发育和衰老过程中，在机体形态结构、功能活动、物质代谢、心理活动等方面固有的、相对稳定的特征。

中医理论认为，在不同的先天禀赋基础上，人的五脏六腑、阴阳气血、经络输转、水谷代谢、七情活动等方面存在着生理性差异。体质由“形”与“神”两方面组成：“形”指形态结构；“神”指功能活动、物质代谢过程、心理活动等。体质“形神合一”，缺一不可。

体质决定了机体对于某些疾病的易感性、表现形式、预后转归和治疗反应等，是产生不同疾病的决定因素之一，也是辨证施治、辨体施养、辨体康复的前提之一。体质是“证”的形成基础。对于体质的充分把握，是摄生康复、疾病治疗的关键。

二、体质禀赋差异形成的原因

体质是有差异的，有的甚至差异很明显。中医摄生重视的是个体体质的差异，非常强调个体化的摄生和治疗。因此体质摄生必须“因人而异”，即根据个体体质决定摄生策略。而地域、种族所决定的人群体质差异，则作为辅助的参考因素。

个体体质的差异由先天禀赋和后天因素，诸如生存环境、饮食习惯及生活方式等所决定。

1. 先天禀赋

先天禀赋指出生以前在母体内所禀受的一切特征。中医学所说的先天禀赋，既包括父母双方赋予的遗传特征，又包括子代在母体内发育过程中的营养状态，以及母体在此期间给予的各种影响。

先天禀赋是体质差异的基础，是影响与决定体质形成和发展的内在因素，也是体质保持相对稳定的重要条件。如果后天的各种因素没有发生特殊的变化，则先天获得的体质特征往往伴随终生。

2. 后天因素

体质出现明显变异，往往是后天因素出现问题，需要针对后天因素加以调控，使体质保持在最佳状态，因此体质摄生重在后天。

（1）生存环境。生存环境对于人的体质有极大的影响，环境污染对体质的影响越来越引起人们的关注。环境中的污染物相当于中医所说的“毒”。“环境毒”长期作用于人体，会对人体产生恶劣的影响。如在空气中二氧化硫、总悬浮微粒和降尘长期偏高的污染环境中，阴虚燥热的体质较为常见；长期接触噪声，会呈现出阴虚体质特征，尤以肝阴亏损为明显；全球变暖、温室效应等，使人体常处于阳热的环境，易形成阳热体质。

（2）社会环境。社会环境对体质有不可忽视的影响。在战乱频繁、颠沛流离、饮食失节、劳役过度、情志内伤时，易脾胃虚弱，元气内伤，以虚性体质为常见；在和平盛世，由于生活稳定、肥甘少动，以湿热体质、阳热体质、痰湿体质、瘀血体质或痰瘀互结体质为常见。

（3）生活方式。现代人生活方式的改变，如长期的精神紧张、思虑过度、起居不规律、缺少活动等，都不可避免地影响脏腑功能、形神协调、气血运行、阴阳平衡，使体质发生变化。

（4）饮食结构和习惯。饮食结构和习惯是体质构成的重要组成部分。现代社会，中国传统的素淡饮食习惯已经被打破，大量摄食肥甘厚腻、强食过饮成为普遍现象。过食肥腻则生热，过饮甘甜则生湿，湿热积久必然导致体质的变异。“三高饮食（高脂肪、高糖、高热量）”是导致湿热、痰湿体质的重要原因，提高了高脂血症、糖尿病、高血压、肥胖症的发病率。

酒为熟谷之液，“气热而质湿”，过饮则“生痰动火”，长期饮酒会出现湿热体质的典型特征。“烟为辛热之魁”，吸烟极易损伤肺阴，形成内热。同时肺为水之上源，肺失宣肃，痰湿内生。因此，长期嗜酒吸烟往往形成燥热、痰湿互见，虚实并现的较为复杂的体质类型。随着生活水平的提高，人们崇尚进补，但存在不少补益误区。保健补益产品多为温热或滋腻之品，不辨季节、不分体质妄补、蛮补，是引起现代人实性体质或本虚标实体质常见的原因之一。

三、体质分类

祖国医学对人体体质所作的分类，主要有阴阳五行分类、阴阳太少分类、禀性勇怯分类、体型肥瘦分类。在古代体质分类方法基础上，现代医家结合临床实践，从临床角度提出体质分型，比较有代表性的有王琦的九分法、匡调元的六分法、何裕民的六分法等。王琦认为人的体质类型可分为平和质、气虚质、阳虚质、阴虚质、痰湿质、湿热质、瘀血质、气郁质、特禀质九种基本类型，而匡调元根据两纲（阴阳）和八要（气血、寒热、虚实、燥湿）提出体质可分为正常质、燥红质、迟冷质、倦质、腻滞质及晦涩质六种。这些分型方法基本上都是以身形脉证为主要指标，从阴阳、精气血津液以及机体整体功能等方面分析其差异性的。对临床辨证、选方、摄生、防病有重要的参考价值。

本教材主要依据王琦的体质九分法进行表述。

1. 平和质

（1）定义。先天禀赋良好，后天调养得当，以体态适中、面色红润、精力充沛、脏腑功能状态强健壮实为主要特征的一种体质状态。

（2）体质成因。先天禀赋良好，后天调养得当。

（3）体质特征

1）形体特征：体型匀称健壮。

2）心理特征：性格随和开朗。

3）常见表现：面色、肤色润泽，头发稠密有光泽，目光有神，鼻色明润，嗅觉通利，味觉正常，唇色红润，精力充沛，不易疲劳，耐受寒热，睡眠安和，胃纳良好，二便正常，舌色淡红，苔薄白，脉和有神。

4）发病倾向：平时较少生病。

5）适应能力：对自然环境和社会环境适应能力较强。

（4）体质分析。平和质先天禀赋良好，后天调养得当，故其神、色、形、态、局部特征等方面表现良好，性格随和开朗，平素患病较少，对外界环境适应能力较强。

2. 气虚质

（1）定义。由于先天不足，以说话气息低弱，机体、脏腑功能状态低下为主要特征的一种体质状态。

（2）体质成因。多由后天失养导致，如饮食失常、缺乏运动、起居不规律等；或因病后气亏、年老气弱，或先天禀赋不足，如孕育时父母体弱、早产、人工喂养不当、偏食、厌食等。

（3）体质特征

1）形体特征：肌肉松软，体型胖瘦均有。

2）心理特征：性格内向，情绪不稳定，胆小，不喜欢冒险。

3）常见表现：平素说话语音低怯，气短懒言，肢体容易疲乏，精神不振，易出汗。面色偏黄或晄白，目光少神，口淡，唇色少华，毛发不华，容易头晕，记忆力减退。大便正常，或便秘但不结硬，或大便不成形，便后仍觉未尽，小便正常或偏多。舌淡红，舌体胖大、边有齿痕，脉象虚缓。

4）发病倾向：平素体质虚弱，卫表不固易患感冒；病后抗病能力弱，易迁延不愈；患哮喘、内脏下垂、慢性疲劳、过敏症等病。

5）适应能力：不耐受寒邪、风邪、暑邪。

（4）体质分析。气是一身之动力，气虚则动力不足，感觉疲乏，精神不振；气虚不能推动血液滋养头脑，出现头晕、健忘；肺主气，司呼吸，长期缺乏运动，引起肺气虚，表现出气短，上气不接下气，面色白而没有光泽；长期饮食不规律，伤及脾胃之气，则表现出唇色苍白，面色萎黄；气虚不足以推动大便排泄，则表现出便秘而不结硬，便后不尽；气虚阳弱，故性格内向，情绪不稳定，胆小，不喜欢冒险。

祖国医学认为“正气存内，邪不可干”，正气不足，外邪侵犯人体，对突然降温、大风、暑热等抵抗力降低，则容易感冒、过敏等；脾胃为气血生化之源，脾胃气虚，生化不足，则营养不良；气虚不能托举脏器，气虚者易出现内脏下垂的症状；气虚则疾病恢复能力弱，疾病易迁延不愈。

3. 阳虚质

（1）定义。由于阳气不足，失于温煦，以形寒肢冷等虚寒现象为主要特征的体质状态。

（2）体质成因。阳虚质者多由于先天禀赋不足，如父母年老体衰晚年得子，或由于母体妊娠调养失当，元气不充；或后天失调，喂养不当，营养缺乏；或后天饮食过于寒凉；或中年以后劳倦内伤，房事不节，渐到年老阳衰等。

（3）体质特征

1）形体特征：形体白胖，肌肉松软。

2）心理特征：性格多沉静、内向。

3）常见表现：阳虚质者日常有怕冷、手足发凉，或喜欢吃热饮食，或精神不振、睡眠偏多等表现。舌淡胖嫩，边有齿痕，苔润，脉象沉迟。有的阳虚质者还可见口唇颜色比较淡，易出汗，大便溏薄、不成形，小便清长等。

4）适应能力：不耐受寒邪，耐夏不耐冬；易感湿邪。

5）易患疾病：发病多为寒症，或易从寒化。易患感冒、慢性胃肠道疾病、水肿、哮喘、性功能低下、风湿性关节炎、手足冻疮、老寒腿等疾病。

（4）体质分析。阴阳者，水火也。通俗地说，阳虚质就是火力不足的人群。由于阳气亏虚，机体失却温煦，所以出现形体白胖、肌肉松软、怕冷、手足不温、面色白而没有神采等表现。人体阳虚，精神得不到温养，则精神不振，睡眠偏多；阳气不能蒸腾、气化水液，则见大便溏薄，小便清长，舌淡胖嫩，边有齿痕，苔润；阳虚鼓动无力，则脉象沉迟；阳虚不能运化水湿，所以口淡不渴；阳虚不能温化和蒸腾津液上承，则喜热饮食，以通过饮食来温补阳气。

由于本身阳气不足，所以不耐受寒邪，喜欢夏天，不喜欢冬天；阳虚不能温煦人体，容易导致寒邪积滞体内，引发各种疾病，如哮喘、老寒腿、性功能低下、手足冻疮等。

4. 阴虚质

（1）定义。由于体内精、血、津、液等水分亏少，以阴虚内热和干燥等表现为主要特征的体质状态。

（2）体质成因。先天不足，如孕育时父母气血不足，或年长受孕、早产等；或后天失养，如房事过度，纵欲耗精；或工作和生活压力大，起居没规律，积劳阴亏；或大病之后，尤其曾患出血性疾病等；或因年少，血气方刚，阳气旺盛。

（3）体质特征

1）形体特征：一般体形瘦长。

2）心理特征：性情急躁，外向好动，活泼。

3）常见表现

①阴虚干燥：阴虚质日常可能出现口燥咽干、唇鼻微干、眼睛干涩、大便燥结、小便短少、皮肤干燥、易生皱纹等症状。

②阴虚内热：如五心（手、足、心）烦热，面色潮红，有烘热感。口渴喜冷饮，眩晕耳鸣，睡眠差，舌质红，少津少苔，脉象细弦或数。

4）适应能力：不耐热邪，耐冬不耐夏；不耐受燥邪。

5）易患疾病：易患有阴亏燥热的病变，或病后易表现为阴亏症状，具有易患复发性口疮、习惯性便秘、干燥综合征等病的倾向。

（4）体质分析。阴就像生活中的水分，阴液亏少，机体失去水分的濡润滋养，就如同生火做饭时火太大、水太少一样，所以阴虚质常见表现主要分为两大类：干燥和虚热。如口燥咽干、鼻微干、大便干燥、小便短、眩晕耳鸣、两目干涩、视物模糊、皮肤偏干、易生皱纹、舌少津少苔、脉细等。同时由于阴不制阳，阳热之气相对偏旺而生内热，故表现为一派虚火内扰的症候，可见手足心热，口渴喜冷饮，面色潮红，有烘热感，唇红，睡眠差，舌红脉数等。

阴虚水少，所以阴虚质一般形体瘦长，虚火内扰则表现为性情急躁、外向好动、活泼；阴虚则火旺，所以不喜欢阳热炽盛的夏季和干燥的秋季，而喜欢阴盛偏寒的冬季，因为冬季的阴寒可以抑制体内虚火，使人体感觉清爽。

5. 痰湿质

（1）定义。由于水液内停而痰湿凝聚，以黏滞重浊为主要特征的体质状态。

（2）体质成因。先天遗传，即具有肥胖等家族史，或后天过食肥甘厚味，起居不规律，疏于运动，久坐伤肉。

（3）体质特征

1）形体特征：体形肥胖，腰部肥满松软。

2）心理特征：性格偏温和，稳重恭谦，和达，多善于忍耐。

3）常见症状：饮食习惯偏于肥甘厚味，面部皮肤油脂较多，身体多汗且黏腻不爽，会有胸闷、痰多等常见表现。有的痰湿质者面色黄而暗，眼胞微浮，容易疲倦，周身感到困重不爽。平素舌体胖大，舌苔白腻，口腔经常感到黏腻或甜腻，脉滑，小便有时微混浊。

4）适应能力：对梅雨季节及潮湿环境适应能力差。

5）易患疾病：具有患湿证、消渴、中风、胸痹等病症的倾向，基本相当于现代医学所说的高血压、糖尿病、肥胖症、高脂血症、痛风、冠心病、代谢综合征、脑血管疾病等。

（4）体质分析。中医认为“脾为生痰之源”。痰湿质者多由于脾胃功能失常，运化水谷精微障碍，以致湿浊留滞。人体内的水液最初就像纯净水，但由于偏好油腻、甜味食品，使纯净水混入了油腻、糖浆、代谢垃圾等，再加上缺乏运动，则水流不畅，甚至成为死水，慢慢形成黏滞重浊的液体，引起一系列痰湿表现。

痰湿泛于面部，则面部皮肤油腻，为油性肌肤，且肤色偏暗黄；痰湿聚于眼胞，则眼胞微浮；痰湿凝滞于肌表，则体形肥胖，腹部肥满松软，出汗时汗液多且黏腻不爽。中医认为“肺为储痰之器”，就是痰湿形成于脾，但容易积聚于肺，影响肺的宣降功能，所以出现胸闷、痰多等表现；痰湿形成于脾胃功能的失常，反过来还会导致脾胃运化功能的减弱。“脾主四肢”，脾胃功能正常，则气血充足，四肢强健；脾胃功能减弱，则气血不足。痰湿阻滞营养物质滋养人体，则容易表现出周身疲倦，身重不爽。痰浊上泛于口，则口黏腻或甜；痰湿下行于小便，则小便微混。舌体胖大，舌苔白腻，脉滑，为痰湿内阻之象。

6. 湿热质

（1）定义。以湿热在体内积聚导致的身心状态为主要特征的体质状态。

（2）体质成因

1）饮食偏油腻、辛辣。

2）长期居住于湿热的环境中，自然界的湿热之邪侵入人体，形成湿热体质。

3）中医认为“五志过极皆化火”，压力过大、精神紧张、焦虑等也会导致湿热体质的形成。

（3）体质特征

1）形体特征：形体偏胖，一般体格比较健壮。

2）心理特征：心情易烦躁，急躁易怒。

3）常见症状：常见面部皮肤油腻不洁净，容易生痤疮、粉刺，经常感觉到口苦、口干甚至口臭。湿热体质人群舌质偏红，舌苔黄腻；小便量少色黄，甚至尿道口灼热；大便干燥，或者大便黏滞不爽，肛门部灼热；男性的阴囊潮湿，女性的带下量多，颜色偏黄等。

4）适应能力：对潮湿环境或气温偏高较难适应。

5）易患疾病：痤疮、疮疖、前列腺炎、复发性口疮、痔、痛风等。

（4）体质分析。当偏好油腻、味重等食物时，湿邪就容易在人体形成滞留，加上烟酒、疏于运动等不良生活方式的影响，滞留体内的湿邪逐渐变成湿热之邪，从而导致湿热体质的种种表现。

湿热聚集体内，则形体偏胖而且往往健壮；湿热从肌肤溢出，则见面垢油光，易生痤疮、粉刺；湿热在体内郁蒸到肝胆，胆气上溢，则口苦、口干；湿热在胃肠郁积，不能下行排出体外，其酸腐之味上逆口腔，则表现为口臭；湿热内阻，阳气不能升发，脾胃也为其困扰，则身重困倦。湿热狼狈为奸，当热邪重于湿邪，则大便燥结；当湿邪重于热邪，则大便黏滞，甚至肛门灼热，尤其在辛辣饮食之后表现更为明显。湿热循肝经下注，则男性阴囊潮湿，女性带下量多。小便短赤，舌质偏红，苔黄腻，都为湿热内蕴之象。

湿热体质的易患疾病：湿热郁于肝胆，则性格急躁易怒，易患黄疸；湿热郁于肌肤，则易生疮疖；心火炽热或脾胃湿热熏蒸，则易见复发性口疮；湿热下注，容易患前列腺炎；湿热在体内到处制造麻烦，会引起痛风。

7. 瘀血质

（1）定义。体内有血液运行不流畅的潜在倾向或瘀血内阻的病理基础，以皮肤、黏膜等出现血瘀表现为主要特征的体质状态。

（2）体质成因。先天禀赋，或后天损伤，忧郁气滞，久病入络。

1）忧郁气滞：气为血之帅，气行则血行，气滞则容易出现血瘀，导致瘀血质的产生。例如，日常生活中常见到性格抑郁、爱生闷气的女孩子嘴唇颜色往往偏于紫黯，就是气滞血瘀的表现。

2）久病入络：有些疾病，如糖尿病、高血压、冠心病等，病程较长时都会出现瘀血质的现象。其他诸如先天禀赋、后天损伤等都可以导致瘀血质的形成。

（3）体质特征

1）形体特征：胖瘦均有，以瘦人居多。

2）心理特征：性格内郁，心情不快易烦，急躁健忘。

3）常见症状：主瘀血质者一般会出现面色晦暗、色素沉着，甚至皮下经常出现瘀斑，尤其是瘀血质者嘴唇的色泽大多为紫黯色，舌上还会有痕点、瘀斑。有些瘀血质者可见眼眶黯黑、头发脱落，或肌肤干燥、甲错。如果是女性，还可见痛经、闭经、崩漏，或者月经颜色紫黯，有瘀块等。总之，瘀血颜色紫黯，瘀血质人群的常见表现也多为皮肤、黏膜、出血处紫黯。

4）适应能力：不耐受风邪、寒邪。风邪行无定处，寒、湿、燥、热等邪气多依附风邪侵犯人体，所以中医认为“风为百病之长”。瘀血质人群若感受风邪则容易加重瘀血致病的风险。寒也是容易致病的邪气，其性质较凝滞和收引，瘀血质人群如遭遇寒冷，则容易导致经脉凝闭阻滞和血脉收引，因此容易加重瘀血质致病的风险。

5）易患疾病：易患出血、中风、胸痹，如冠心病、脑血管疾病、血管神经性头痛、下肢静脉曲张等病。

（4）体质分析。血行不畅，气血不能濡养机体，则形体消瘦，发易脱落，肌肤干燥或甲错；不通则痛，故易患疼痛疾病，女性多见痛经；血行瘀滞，则血色变紫变黑，故见面色晦暗，皮肤偏暗，口唇暗淡或紫，眼眶黯黑，鼻部暗滞；脉络瘀阻，则见皮肤色素沉着，容易出现瘀斑，妇女闭经，舌质暗，有点、片状瘀斑，舌下静脉曲张，脉象细涩或结代；血液瘀积不散而凝结成块，则见经色紫黑有块；血不循经而溢出脉外，则见崩漏。

8. 气郁质

（1）定义。由于长期情志不畅、气机郁滞而形成的以性格内向不稳定、忧郁脆弱、敏感多疑为主要表现的体质状态。

（2）体质成因。先天遗传，或因精神刺激，所欲不遂，忧郁思虑，或环境连续阴雨等。

（3）体质特征

1）形体特征：形体偏瘦。

2）心理特征：性格内向不稳定，忧郁脆弱，敏感多疑。

3）常见症状：经常精神忧郁，闷闷不乐，唉声叹气。气郁质者食欲和睡眠质量都较差，有时候还会感到乳房胀痛，或者咽喉间有梅核大小的异物感，或者胸胁部胀满，或者感觉疼痛在体内到处走窜，或者记忆力减退，或者嗳气呃逆，或者大便偏干等。

4）适应能力：对不良精神刺激的承受能力较差，不喜欢阴雨天气。

5）易患疾病：有患郁证、脏躁、梅核气、惊恐、失眠、抑郁症、焦虑症、神经官能症、癔症等病的倾向。

（4）体质分析。气郁质的体质特征主要缘于肝功能失常。肝在五行中属木，肝如春天的树木生长一样，喜欢顺畅晴朗的环境，而不喜欢压抑的情绪，如长期精神压抑，肝气不顺畅，表现于面部就是表情忧郁，郁郁寡欢；人体气机郁滞，会感到不舒服，如乳房胀痛、胸胁胀满、走窜疼痛等，同时会不自觉地叹气以舒畅郁滞的气机；气机长期郁滞就会化火，火易灼伤人体津液，使水分减少，所以气郁质者多形体消瘦，大便偏干；气郁化火，还可形成痰，郁结于咽喉，感觉咽喉间有异物；肝郁化火扰乱心神，则出现睡眠质量差、健忘等；肝的功能还可以影响脾胃，如果肝气不好影响脾胃，则脾胃功能失常，出现食欲减退、嗳气呃逆等。

9. 特禀质

（1）定义。由于先天禀赋不足和禀赋遗传等因素造成的一种特殊体质，包括先天性、遗传性的生理缺陷与疾病、过敏反应等。

（2）体质成因。先天禀赋不足、遗传等，或环境因素、药物因素等。

（3）体质特征

1）形体特征：无特殊特征，或有畸形，或有先天生理缺陷。

2）心理特征：因禀质特异情况而不同。

3）常见症状：遗传性疾病有垂直遗传、先天性和家族性特征；胎传性疾病为母体影响胎儿个体的生长发育及相关疾病特征。

4）适应能力：适应能力差，如过敏体质者对过敏季节适应能力差，易引发宿疾。

5）易患疾病：过敏体质者易药物过敏，易患花粉症；遗传疾病如血友病、先天愚型及中医所称“五迟”“五软”“解颅”等；胎传疾病如胎寒、胎热、胎惊、胎肥、胎痫、胎弱等。

（4）体质分析。由于先天禀赋不足、遗传等因素，或环境因素、药物因素等的不同影响，特禀质的形体特征、心理特征、常见表现、发病倾向等方面存在诸多差异，病机各异。

第二节　辨体摄生方法

体质摄生法是在中医理论指导下，根据不同的体质，采用相应的摄生方法和措施，纠正其体质之偏，达到防病延年的目的。

目前，中国人的体质大致可以分为平和质、气虚质、阳虚质、阴虚质、痰湿质、湿热质、瘀血质、气郁质、特禀质 9 种类型，因此，在摄生防病时应当根据其体质进行，即辨体摄生。辨体摄生在具体应用上首先要辨别体质类型，辨体类似于临床辨证，根据人的形体特征、常见表现、心理特征、发病倾向、对外界环境适应能力、舌象、脉象等综合分析，辨别确定其在 9 种体质类型中属于哪类。在明确体质类型后，还要结合中医理论了解体质的机理，确定干预方法，例如对痰湿体质应采取燥湿化痰的干预方法。另外，根据所确定的干预方法，制定具体干预措施。

一、平和质

1. 摄生原则

协调阴阳，畅通气血，促进代谢。

2. 摄生方法

（1）精神调摄。平和体质的个体，其脏腑、阴阳、气血均趋于均衡稳定，精神愉悦、乐观开朗。但精神刺激和情志变化也是不可避免的，学会调摄精神，避免不良情绪，对增进健康是十分重要的。例如，可寄情于琴棋书画，以陶冶性情，振奋精神，调节心理；还可以参加各种运动，如打球、爬山、跑步、八段锦、太极拳等，均能疏通气机，和畅气血，化解或疏导不良情绪，使人情绪高涨，以保持心情愉快，精神饱满。

（2）饮食调摄。平和质的人饮食调养的第一原则是膳食平衡，要求食物多样化。

（3）起居调摄。人的生命活动都遵循着一定的周期或节律展开。如情绪、体力、智力等都有一定的盛衰变化周期。“起居有常，不妄作劳”就是指顺从人体的生物钟调理起居，有规律地生活，合理安排学习、工作、休息，养成良好的起居习惯。

起居规律，能保养神气，使人体精力充沛，生命力旺盛。如果起居失调，恣意妄行，逆于生乐，以酒为浆，以妄为常，就会导致脏腑功能损害，精神不振，适应能力减退，体质下降，早衰或疾病，这对年老体弱者危害更甚。

（4）运动调摄。经常、适量的运动，能使气血流通，内荣脏腑，外润腠理，达到促进身体健康、增强体质的功效。但劳欲太过则必伤脏耗气，损害健康。

（5）四季摄生。以进食应时应节、新鲜食物为宜。生活起居遵循“春夏养阳”“秋冬养阴”的原则。春季宜食用芥菜、鲜韭菜、竹笋、芫荽等有助于阳气升发的食物。户外活动、庭院散步、郊游踏青，能使情绪心态舒展畅快。夏季谨记饮食卫生，防止病从口入。不可过食冰凉冷冻的食物。适当食用绿豆、西瓜、冬瓜、苦瓜、丝瓜、黄瓜、番茄、菊花等解暑热的食物，同时也可视具体情况选食西洋参、太子参、鸭肉、马蹄、白扁豆、莲子等益气养阴去湿的食物。避免在烈日酷暑环境下剧烈活动，以及过度贪凉。秋季适当进食红萝卜、桂花、秋梨、红枣、银耳、百合、葡萄、龙眼、花生等应时食物。“春捂秋冻”，锻炼耐寒。可登高远望，旅游远足，调整心态。冬季是进补的好时机，可适当地进食核桃、阿胶、人参、鸡肉、龙眼、羊肉、海参、牡蛎等滋阴壮阳的食物。同时要适当运动，以振奋阳气。衣服、居室均不宜过暖。

二、气虚质

1. 摄生原则

补益脾肺，升举清阳。以饮食调养、慎避风邪为主。

2. 摄生方法

（1）精神调摄。气虚质者多性格内向、情绪不稳定、胆小且不喜欢冒险，应培养豁达乐观的生活态度；思则气结，悲则气消，气虚者不可过度劳神或悲伤，要保持稳定平和的心态。

（2）饮食调摄。脾主运化，为气血生化之源，气虚质者的饮食调养可选择具有健脾益气作用的食物，如山药、龙眼、莲子、藕粉、大枣、鹌鹑肉、母鸡肉、羊肉、栗子、粳米、糯米、胡萝卜、南瓜、黄鱼、苹果、葡萄干、红茶、香菇、蜂蜜、饴糖、蜂王浆、黄鳝等。由于气虚者多脾胃虚弱，因此不宜多食生冷苦寒、辛辣燥热等寒热偏性比较明显的食物；少食油腻、不易消化的食物；平时应注重饮食调理，适当进补，宜缓补而忌滥补、呆补。

（3）起居调摄。注意季节转换、气候变化，谨防呼吸道疾病和过敏性疾病。平时应坚持轻度运动，如散步、慢跑、打太极拳等，避免疲劳。气虚体质多与血虚并见，过度思虑，过久看书、看电视，均会劳伤心脾，耗气伤血。平时经常按摩，艾灸大椎、风池、气海、关元、胆腧、肺腧、肾腧等穴位。

（4）运动调摄。气虚质者的体能偏低，过劳易耗气，运动时很容易疲劳、出汗甚至气喘。因此，不宜进行强体力运动，注意“形劳而不倦”，历代摄生家也说“养生之道，常欲小劳”，气虚质者可选择适当的运动，循序渐进，持之以恒。宜采用低强度、多次数的运动方式，适当地增加锻炼次数，而减少每次锻炼的总负荷量，控制好运动时间，循序渐进地进行。气虚质者不宜做大负荷和大量出汗的运动，忌用猛力和做长久憋气的动作，以免耗损元气。从现代运动生理的角度分析，气虚质的脏腑功能状态低下主要是因为心肺功能不足，慢跑、健步走等是有效加强心肺机能的锻炼方法，可适当选用。

（5）四季摄生。气虚质者既不耐寒又不耐热，稍不注意即易感冒。春季宜少用辛温之品，“减酸增甘以养脾气”，以防肝木克脾土。阳气升发不足，低血压、低血糖、头晕、倦怠、内脏下垂等可以用补中益气丸。可适当增加运动。夏季不宜进行大运动量的活动及暴晒，要保证睡眠，避免伤暑。倦怠少气多汗者可以适当进补，如食用党参、西洋参、麦冬、百合、葡萄干等。秋冬季适合温补，如食用大枣、龙眼、人参、党参、山药、牛肉、羊肉、母鸡等，但进补不可过于温燥，可以稍加白芍、麦冬、熟地等。

常用中药：人参、白术、茯苓、黄精、党参、山药、黄芪、鸡内金、当归、大枣、扁豆等。

常用方剂：薯蓣丸、补中益气丸、八珍丸、玉屏风散、香砂六君丸、归脾丸、生脉饮等。

三、阳虚质

1. 摄生原则

温补脾肾，温化水湿。以饮食调养、运动健身为主。

2. 摄生方法

（1）精神调摄。阳虚质者性格多沉静、内向，常常情绪不佳，易于悲哀，应调节自己的情感，和喜怒、去忧悲、防惊恐。要善于自我排遣或与人倾诉，宽宏大量，以愉悦而解悲哀。

（2）饮食调摄。肾阳为一身阳气之本。阳虚质者宜适当吃一些温阳壮阳的食物，以温补脾肾阳气为主。常用的补阳食物有羊肉、猪肚、鸡肉、带鱼、黄鳝、虾（龙虾、对虾、青虾、河虾等）、刀豆、核桃、栗子、韭菜、茴香等，这些食物可补五脏，添髓，强壮体质。进补之品适合蒸、焖、煮、炖等烹调方法。阳虚质者平时应少食生冷、苦寒、黏腻的食物，如梨、李、西瓜、香蕉、枇杷、马蹄、甘蔗、柿子、冬瓜、黄瓜、丝瓜、苦瓜、芹菜、茄子、蚕豆、绿豆、百合、甲鱼、鸭肉、田螺、蟹肉、冷冻饮料等。尤其不宜多饮清热泻火的凉茶，即使在盛夏也不要过食寒凉食物。

（3）起居调摄。阳虚质者耐春夏不耐秋冬，秋冬季节要适当暖衣温食以养护阳气，尤其要注意腰部和下肢的保暖。夏季暑热多汗，也易导致阳气外泄，使阳气虚于内，要尽量避免强力劳作，大汗伤阳，也不可恣意贪凉饮冷。在阳光充足的情况下适当进行户外活动，不可在阴暗、潮湿、寒冷的环境下长期工作和生活。

（4）运动调摄。阳虚质者以振奋、提升阳气的锻炼方法为主。肾藏元阳，阳虚质者当培补肾阳。阳虚质者适宜选择暖和的天气进行户外运动，不宜在阴冷天气或潮湿处锻炼，如水中游泳易受寒湿，一般不适宜。根据中医“春夏养阳，秋冬养阴”的观点，阳虚质者的锻炼时间最好选择春夏季，一天中以阳光充足的上午为最好的时机，其他时间则应当在室内进行锻炼。运动量不能过大，尤其注意不可大量出汗，以防汗出伤阳。

（5）四季摄生。阳虚质者耐春夏之热，不耐秋冬之寒，易感寒邪，得病容易寒化而成寒证。重在“春夏养阳”。春季适当进食升阳之品，如陈皮、谷芽、韭菜、花生、葱、姜等。慎脱衣减装，要适当“春捂”，先减上衣后减下衣。夏季避免长时间在空调环境中生活、工作。尽量少食菊花、绿豆等清热降火的药食。阳虚明显者可以在“三伏天”进补温热之品，如羊肉、鸡肉等，或艾灸足三里、气海、关元、肾腧、命门等穴位。春夏季宜多晒太阳。秋季不可“秋冻”。注意保温，尤其是腰部和下肢部位。宜食偏温的水果，不宜食生冷瓜果。冬季宜进食温补的羊肉、鸡肉、虾、核桃、栗子、胡萝卜等。谨避寒邪，有条件者可以到温暖的南方过冬。秋冬季要保证积极的运动，以振奋阳气。

常用中药：威灵仙、仙茅、肉苁蓉、巴戟天、杜仲、补骨脂、益智仁、菟丝子、沙苑子、人参、黄芪等。

常用方剂：参茸丸、金匮肾气丸、济生肾气丸、龟鹿二仙膏等。

四、阴虚质

1. 摄生原则

养阴降火，镇静安神。以饮食调理、心神调养为主。

2. 摄生方法

（1）精神调摄。阴虚质者性情较急躁，外向好动、活泼，常常心烦易怒。这是因为精神过度紧张，容易在体内化火，暗耗阴血，进而加重阴虚质的偏向，故应安神定志，以舒缓情志。正确对待喜与忧、苦与乐、顺与逆，保持稳定的心态。

（2）饮食调摄。阴阳是相互对立制约的，偏于阴虚者，由于阴不制阳而阳气易亢。阴虚质者应多食滋补肾阴的食物，以滋阴潜阳为法。常选择的食物如芝麻、糯米、绿豆、乌贼、海参、鲍鱼、枸杞、雪蛤、螃蟹、牛奶、牡蛎、蛤蜊、海蜇、鸭肉、猪皮、豆腐、甘蔗、桃子、银耳等。这些食物性味多甘寒性凉，皆有滋补机体阴气的功效，也可适当配合补阴药膳有针对性地进行调养。阴虚火旺之人，应少吃温燥、辛辣、香浓的食物，如辣椒、花椒、胡椒、八角、茴香、韭菜、香菜、葱、生姜、蒜、鲫鱼、扁豆、酒、咖啡、红茶、鹌鹑肉、羊肉、虾等。不宜经常用炸、煎、炒、烘、烤等烹调方式。

（3）起居调摄。阴虚质者应保证充足的睡眠时间，以藏养阴气。工作紧张、熬夜、剧烈运动、高温酷暑的工作生活环境等，由于能加重阴虚倾向，故应尽量避免，特别是秋冬季，更要注意保护阴精。肾阴是一身阴气之本，偏于阴虚质者要节制房事，以惜阴保精。阴虚质者应戒烟限酒，因为烟酒都为湿热之品，长期吸食易致燥热内生而致口干咽燥，或咳痰咯血。

（4）运动调摄。阴虚质者由于体内精、血、津、液等阴液亏少，运动时易出现口渴干燥、面色潮红、小便少等现象，所以只适合做中低强度、间断性的运动，可选择太极拳、太极剑、八段锦、气功等动静结合的传统健身项目。锻炼时要控制出汗量，及时补充水分。阴虚质者多消瘦，容易上火，皮肤易干燥等。皮肤干燥严重者，可选择游泳，能够滋润肌肤，减少皮肤瘙痒，但不宜进行桑拿。静气功锻炼对人体内分泌具有双向调节作用，可促进脾胃运化，增加体液的生成，改善阴虚体质。阴虚质者由于阳气偏亢，不宜进行剧烈运动，应避免高强度、大运动量的锻炼，避免在炎热的夏天或闷热的环境中运动，以免出汗过多，损伤阴液。

（5）四季保养。阴虚质者是冬寒易过，夏热难熬，易感温热之邪。春季容易阴虚火旺，肝阳上亢，引起失眠、痤疮、口臭等。宜进食清凉滋润的食物，如百合、鲜莲藕、菊花茶、绿茶等。多饮水，不宜食用海鲜、香菜、鲫鱼、春笋等“发物”以及温补之品。高血压病患者要当心血压上升，应减少食盐、平稳情绪、确保睡眠。夏季不宜食热性食物，否则内热难耐，或引起痔疮出血甚至中风。食用鸭肉、冬瓜、芡实、薏苡仁、绿豆有清暑滋阴、健脾化湿之功。可用乌梅汤或甘蔗汁、西瓜汁、萝卜汁配以少量菊花煮水饮用。尽量避免日晒，有条件的可去避暑胜地过夏。秋季多食新鲜水果、黑芝麻、百合、杏仁、芦笋、山药等，切忌辛辣燥热、煎炸动火之物。冬季可进食滋补肝肾之品，如黑芝麻、山药、枸杞子、牡蛎、海参、鲍鱼等。一般冬令进补的膏方中多有人参、黄芪、肉桂、鹿茸等温热之品，此为阴虚体质的大忌。如吃火锅，应以清汤、豆腐、菠菜、芹菜、海带、番茄等锅料为主，不用姜葱提味，仅用麻油即可。冬季应避免伤精之举，如过于湿补、房事过多、剧烈运动等，否则，就会出现古人所说的“冬不藏精，春必病温”。

常用中药：西洋参、沙参、麦冬、天冬、黄精、百合、白芍、玉竹、石斛、山药、地黄、枸杞子、旱莲草、女贞子、五味子、冬虫夏草、龟板等。

常用方剂：六味地黄丸、杞菊地黄丸、知柏地黄丸、天王补心丹、首乌延寿丹。

五、痰湿质

1. 摄生原则

健脾化痰，疏理气机。以饮食清淡、运动锻炼为主。

2. 摄生方法

（1）精神调摄。痰湿质者多性格偏温和，稳重恭谦，和达，多善于忍耐。可适当增加社会活动，培养广泛的兴趣爱好，丰富知识，开阔眼界。合理安排休闲活动，以舒畅情志、调畅气机、改善体质、增进健康。

（2）饮食调摄。肺主通调水道，脾主运化水液，肾为主水之脏，津液的运行、输布和代谢与肺、脾、肾三脏的关系最为密切。痰湿质者既要科学合理地摄取饮食，又要充分注意饮食禁忌。一般而言，饮食宜清淡，应适当摄取能够宣肺、健脾、益肾、化湿、通利三焦的食物。可选用赤小豆、扁豆、蚕豆、花生、文蛤、海蜇、猪肚、橄榄、萝卜、洋葱、冬瓜、蘑菇、荸荠、砂仁、木瓜等，还可以配合药膳调养体质。体形肥胖的痰湿质者不宜多食水果及油腻、肥甘、滋补、酸性、收涩、寒凉的食物，如醋、芝麻、核桃、百合、银耳、燕窝、西瓜、李、梨、板栗、桃、杏、橘、香蕉、枇杷、马蹄、甘蔗、猪肉、鳜鱼等。

（3）起居调摄。中年人应定期检查血脂、血糖、血压。加强户外活动，多晒太阳并进行日光浴。坚持运动，每次运动以全身汗出、面色发红为宜，运动后不宜马上洗澡，可先用干毛巾擦干全身，待汗出明显减少之后再洗澡。平时坚持洗热水澡，经常热水泡浴至全身微微发红。嗜睡者应减少睡眠时间。衣着应宽松，衣服宜为棉、丝、麻等透气散湿的天然纤维制作。避免久居潮湿之处。

（4）运动调摄。痰湿质者形体多肥胖，身重易倦，故应根据自己的情况循序渐进、长期地坚持锻炼，如散步、慢跑、乒乓球、羽毛球、网球、游泳。痰湿质者与高血压、高血脂、冠心病的发生具有明显的相关性。因此，一切针对单纯性肥胖的健身方法都适合痰湿质者。痰湿质者要加强机体物质代谢过程，需要做较长时间的有氧运动。所有中低强度且时间较长的全身运动都属于有氧运动。运动时间应选在 14 时至 16 时阳气极盛的时间段，运动环境应温暖宜人。对于体重超标、陆地运动能力差的人，应当进行游泳锻炼。

（5）四季保养。痰湿体质由于体内多湿，易感内外湿邪且病情多缠绵难愈。春夏最易生湿生痰，春因肝木克脾土，夏因暑湿伤脾胃，脾胃受伤则痰湿内盛。要注意春季防肝旺，夏季防暑湿。春季不宜进食发物，以免扰动伏痰宿饮。不宜进食生冷黏腻等助湿生痰、妨碍阳气升发的食物，如动物脂肪、糯米甜点、水分多且性寒凉的水果蔬菜。南方梅雨季节湿气重，应多运动。夏季饮食要温暖，生冷瓜果不可多食，尤其是清凉饮料及西瓜、甜瓜等。不可长时间直吹风扇，不可使空调温度过低，宜洗热水澡。夏季保持正常通畅的汗出非常重要。秋季空气干爽，虽然利于痰湿体质，但仍不宜多食水果，尤其是李、柿、石榴。冬季可食温热麻辣的火锅以消散痰湿，不宜食用以大枣、阿胶、蜂蜜为主的冬令蜜膏。

常用中药：陈皮、半夏、薏苡仁、山药、茯苓、赤小豆、冬瓜皮、威灵仙、白术、鸡内金等。

常用方剂：绞股蓝总苷片、通泰胶囊、陈夏六君丸、排毒养颜胶囊、金匮肾气丸。

六、湿热质

1. 摄生原则

健脾去湿，疏肝利胆，通腑泄热。

2. 摄生方法

（1）精神调摄。湿热质者性情较急躁，常常心烦易怒。中医认为，“五志过极，易于化火”，也就是说过度的急躁、心烦，不仅不能改善湿热体质，反而会助火生热，加重湿热质的偏倾，所以湿热质者要学会舒缓情志，掌握化解和释放不良情绪的方法。

（2）饮食调摄。湿热质者宜食用清利化湿的食物。如薏苡仁、莲子、茯苓、赤小豆、蚕豆、绿豆、鸭肉、鲫鱼、冬瓜、丝瓜、葫芦、苦瓜、黄瓜、西瓜、白菜、芹菜、卷心菜、莲藕、空心菜等。体质内热较盛者禁忌辛辣燥烈、大热大补的食物，如辣椒、生姜、大葱、大蒜等。对于牛肉、羊肉、酒等温热食品和饮品宜少食少饮。

（3）起居调摄。湿热质者不要长期熬夜或过度疲劳。要保持二便通畅，防止湿热郁聚。注意个人卫生，预防皮肤病变。烟草为辛热秽浊之物，易于生热助湿。久受烟毒之害可致肺胃不清，或肺胃气机不利而内生浊邪，见呕恶、咳嗽、吐痰等。酒为熟谷之液，性热而质湿，堪称湿热之最。故恣饮无度必助阳热、生痰湿，酿成湿热。嗜烟好酒，可积热生湿，是导致湿热质的重要成因，必须力戒烟酒。

（4）运动调摄。湿热质者适合高强度、大运动量的锻炼，如中长跑、游泳、爬山、各种球类、武术等。这类运动能够消耗体内多余的热量，排泄多余的水分，达到清热除湿的目的。可以将健身力量练习和中长跑结合起来进行锻炼，健身力量练习采用杠铃阻力负荷方法，在健身房由教练指导进行锻炼。“四季长呼脾化食，嘻却三焦热难停”，气功六字诀中的“呼”“嘻”动作，也有健脾、清热、利湿的功效。湿热质者在运动时应避开暑热环境，秋高气爽时登高而呼，有助于调理脾胃，清热化湿。

（5）四季保养。春季气温回升，应注意清热，谨防温病。夏天要预防暑湿，注意清热祛湿。多饮水，保证大便畅通、小便清利，保持皮肤清洁。秋冬不可妄进温补、滋补之品。

常用中药：薏苡仁、赤小豆、陈皮、杏仁、茵陈、滑石、车前草、淡竹叶等。

常用方剂：清开灵口服液、君泰口服液、清热去湿冲剂。

七、瘀血质

1. 摄生原则

疏肝理气，活血化瘀。以情绪调节、运动锻炼、避免寒冷为重点。

2. 摄生方法

（1）精神调摄。精神情志的状态可以反映人体气血状态，精神愉悦则气血畅通，精神抑郁则气滞血瘀，因此，瘀血质者尤其要谨慎调理精神状态。在情志调摄上，应培养乐观情绪，精神愉快则气机舒畅，有益于瘀血质的改善，降低瘀血质者的患病风险。

瘀血质者在日常精神调摄上一定要注意胸襟开阔，开朗、豁达，培养积极进取的竞争意识和拼搏精神，树立正确的名利观，知足常乐。心主血脉，心胸豁达则血脉流畅，心胸狭窄则容易加重因血液流动不畅而导致的瘀血风险。

瘀血质者不宜经常动怒，怒伤肝，肝藏血，瘀血质者生气发怒容易动血，从而加重瘀血风险。所以，遇事做到“发之于情，止之于理”则有助于瘀血质者日常摄生保健。

（2）饮食调摄。饮食调养可选用具有健胃、行气、活血作用的食物，如鸡内金、陈皮、玫瑰花、茉莉花、山楂、黑木耳、黑豆、韭菜、醋、红糖、红花、桂皮、茴香、椒盐桃仁、糖醋大蒜、柠檬、洋葱、蘑菇、香菇、刀豆、茄子、藕、螃蟹等。可适当饮酒。如属瘀久化热、瘀热在内，则要避免温热燥火。不宜多食寒凉、温燥、油腻、收涩的食物。

（3）起居调摄。瘀血质者具有血行不畅的潜在倾向。血得温则行，得寒则凝。瘀血质者要避免寒冷刺激。日常生活中应注意动静结合，不可贪图安逸，以免加重气血郁滞。

（4）运动调摄。血气贵在流通，瘀血质者的经络气血运行不畅，通过运动能使全身经络、气血通畅，五脏六腑调和。应多进行有益于促进气血运行的运动，坚持经常性锻炼，如易筋经、保健功、导引、按摩、太极拳、太极剑以及各种舞蹈、步行健身法、徒手健身操等，从而达到改善体质的目的。保健按摩可使经络畅通，起到缓解疼痛、稳定情绪、增强人体机能、改善睡眠、增加食欲的作用，并通过整体调节，促使人体各种器官的相互协调，使阴阳得以平衡，达到健身长寿的目的。瘀血质者心血管机能较弱，不宜做高强度、大负荷的体育锻炼，应该采用中小负荷、多次数的锻炼方法。步行健身法能够促进全身气血运行，振奋阳气。瘀血质者在运动时要特别注意自己的感觉，如有下列情况，应当停止运动并到医院做进一步检查：胸闷或绞痛，呼吸困难；特别疲劳，恶心，眩晕，头痛，四肢剧痛；足关节、膝关节、髋关节等疼痛；两腿无力，行走困难；脉搏显著加快。

（5）四季保养。四季保养的重点在春季和冬季。春季从情绪、饮食、运动等方面疏发肝气，促进气血畅达；夏季不可贪凉饮冷；冬季谨避寒邪，注意保暖、加强运动、鼓动血脉、减少怫郁。

常用中药：山楂、桃仁、红花、当归、田七、川芎、丹参、益母草等。

常用方剂：逍遥丸、血府逐瘀口服液、生化汤、复方丹参片等。

八、气郁质

1. 摄生原则

疏肝行气，开其郁结。气郁质主要为肝气郁结所致，所以调整气郁质应以疏肝解郁为主。

2. 摄生方法

（1）精神调摄。气郁质者性格内向不稳定、忧郁脆弱、敏感多疑，易产生孤独的不良心态，甚至不能参与正常的人际交往。在情志调摄上，应培养乐观的情绪，精神愉快则气机舒畅，有益于气郁质的改善。

（2）饮食调摄。气郁质者易精神抑郁、食欲不振，所以在饮食调补上应以清淡爽口为宜，可选择多种色香味的饮食结构以增进食欲。不宜食油腻厚味的食物，以防气机壅滞，而蔬菜大多清淡疏利，可以多食用。肉类、蛋类等补益作用较好的食物可以调节气郁质者的正气，但在调补时要随证选用，不可过量，还要注意补中有疏。原则上，气郁质者应忌食辛辣助热的食物，以防诱使气郁化火或痰结。脾主运化，所以在调补中应注意加用调理脾胃功能的食物。日常饮食上，气郁质者不宜吸烟、饮酒、喝浓茶和咖啡，以防加重失眠等症状。适合选择的食物有大麦、荞麦、高粱、猪肝、鸡肉、芹菜、刀豆、蘑菇、百合、豆豉、苦瓜、丝瓜、萝卜、柑橘、洋葱、佛手、橙子等。

（3）起居调摄。气郁质者有气机郁结倾向，要舒畅情志，宽松衣着，适当增加户外活动和社会交往，以放松身心、和畅气血、减少怫郁。

（4）运动调摄。气郁质是由于长期情志不畅、气机郁滞而形成，体育锻炼的目的是调理气机、舒畅情志。应尽量增加户外活动，可坚持进行较大量的运动。气郁质的锻炼方法主要有高强度、大负荷练习法，专项兴趣爱好锻炼法和体娱游戏法。高强度、大负荷的练习是一种很好的发泄式锻炼，如跑步、登山、游泳、打球、武术等，有鼓动气血、舒发肝气、促进食欲、改善睡眠的作用。有意识地学习一项技术性体育项目，定时进行练习，体会体育锻炼的乐趣，是最好的方法。体娱游戏则有促进人际交流、分散注意、提起兴趣、理顺气机的作用，如下棋、打牌、气功、瑜伽等。抑郁者还常伴有焦虑症状，可通过太极拳、武术、五禽戏、摩面、叩齿、甩手等方式调息养神。气郁质者气机运行不畅，可习练“六字诀”中的“嘘”字功以舒畅肝气。

（5）四季保养。四季保养的重点在春季和秋冬之交。春季是阳气发越的季节，应及时调摄人体，使之与自然界同步，促进阳气正常发散，使人体的气血畅达。秋冬之交凄风苦雨，万木凋零，很容易使人心情低落、悲忧，所以在这个季节要注意调整情绪。

常用中药：柴胡、佛手、陈皮、郁金、川芎、合欢皮、香附、枳壳、白芍、当归、薄荷、菊花、玫瑰花等。

常用方剂：逍遥散、柴胡疏肝散、越鞠丸、半夏厚朴汤等。

九、特禀质

1. 摄生原则

顺应四时变化，以适寒温；过敏人群应避免接触致敏物质如尘螨、花粉、油漆等，忌食鱼腥等发物。

2. 摄生方法

由于特禀质者多属于先天所致，所以在调体方法上应注意正确养胎，预防特禀质的出现。

（1）精神调摄。特禀质是由于先天性和遗传因素造成的特殊体质，其心理特征因禀质特异情况的不同而不同，但多数特禀质者因对外界环境的适应能力差，会表现出不同程度的内向、敏感、多疑、焦虑、抑郁等心理反应，可酌情采取相应的心理保健措施。

（2）饮食调摄。特禀质者应根据个体的实际情况制定不同的保健食谱。其中，过敏体质者要做好日常预防和保养工作，避免食用各种致敏食物，以减少发作机会。一般而言，饮食宜清淡，忌生冷、辛辣、肥甘油腻及各种发物，如酒、鱼、虾、蟹、辣椒、肥肉、浓茶、咖啡等，以免引动伏痰宿疾。

（3）起居调摄。特禀质者应根据个体情况调摄起居。其中，过敏体质者由于容易出现水土不服，所以在陌生的环境中要注意日常保健，减少户外活动，避免接触各种致敏的动植物，适当服用预防性药物，减少发病机会。在季节更替时，要及时增减衣被，增强机体对环境的适应能力。

（4）运动调摄。特禀质的形成与先天禀赋有关，可习练气功“六字诀”中的“吹”字功，以调养先天不足，培补肾精肾气。同时，还可根据各种特禀质的不同特征，选择有针对性的运动项目，逐渐改善体质。但过敏体质者要避免在春天或季节交替时长时间在野外进行锻炼，以防止过敏性疾病的发作。

第七章

中医保健基础知识

第一节 中医学学科体系的基本结构

就学术分类而言，中医学理论体系的学科群，以基础与应用划分，可分为基础学科和应用学科两大类；以对疾病的认识、治疗和预防的医疗行为过程划分，可分为基础医学学科、临床医学学科和养生康复医学学科三大类。

一、基础医学

1. 中医基础理论

中医基础理论是整个现代中医学科群的基础，其主要内容为中医学的哲学基础，包括脏象、经络、气血精津液、病因病机，以及预防治则康复等学说。

2. 中医诊断学

中医诊断学是根据中医基础理论研究诊法辨证的理论、知识和方法的学科，是联结理论与临床诊治的桥梁。

3. 中药学

中医传统用以预防和诊治疾病的药类物质称为中药，又称本草、草药、中草药，现统称中药。其主要来源为天然药物及其加工品，包括植物药、动物药、矿物药及部分化学、生物制品药。中药学主要研究中药的基本理论和各种中药的来源、采制、性能、功效及应用等，包括中药药理学、中成药学、中药栽培学、中药药材学、中药炮制学、中药制剂学、中药化学等分支。

4. 方剂学

方剂简称方。方指医方，剂指调剂。方剂是根据配伍的原则，以若干药物配合组成的药方，是治法的体现，是中医学理、法、方、药的重要组成部分。方剂学是研究中医方剂的组成、变化和临床应用的学科。其内容包括方剂的组成原则、药物的配伍规律、方剂的组成变化、剂型及方剂的用法等。

二、临床医学

中医学关于病证的认识及治疗病证的原则、措施和经验等，构成了中医应用学科的主体，并分别组合成为“中医内科学”“中医外科学”“中医妇科学”“中医儿科学”“中医骨伤科学”“中医五官科学”“针灸推拿学”等临床学科。

三、养生康复医学

中医养生学是在中医理论指导下，探索和研究中国传统的颐养身心、增强体质、预防疾病、延年益寿的理论和方法，并用这种理论和方法指导人们保健活动的应用科学。中医康复学是以中医基础理论为指导，运用精神调节、合理饮食、体育锻炼、针灸推拿、服用药物以及沐浴、娱乐等各种措施，进行辨证康复的学科，是一门涉及社会学、伦理学、心理学等多个学科的应用性学科。

第二节　中医学理论体系的基本内容

一、脏象经络

脏象、经络、气血、津液等学说是中医学关于正常生命现象的理论知识。其中，脏象学说是中医学理论体系的核心。

1. 脏象学说

脏象学说是研究人体脏腑活动规律及其相互关系的学说。该学说认为，人体是以心、肝、脾、肺、肾五脏为中心，以胆、胃、小肠、大肠、膀胱、三焦六腑相配合，以气、血、精、津液为物质基础，通过经络使内而脏腑，外而五官九窍、四肢百骸，构成的一个有机整体，并与外界环境相统一。脏象学说是中华民族劳动人民和医学家，通过对人类生命活动的长期观察研究和防病治病的实践，并以阴阳五行理论为指导，逐步形成和发展起来的学说，对中医诊治与预防疾病、养生与康复具有重要的指导意义。

2. 气血精津液学说

气、血、精、津液既是脏腑功能活动的物质基础，又是脏腑功能活动的产物，气血精津液学说主要探讨生命的物质组成以及生命活动的物质基础。气血精津液学说包含于脏象学说之中。

3. 体质学说

体质学说是研究人类的体质特征、类型和变化规律及其与疾病的发生、发展关系的学说。体质是人体在遗传性和获得性基础上表现出来的功能和形态上的相对稳定的固有特征，与健康和疾病有着密切关系。

4. 经络学说

经络学说是研究人体经络系统的组成、循行分布及其生理功能、病理变化以及指导临床治疗的理论。经络是人体运行气血的通道，纵横交贯，网络全身，将人体内外、脏腑、肢节联结成为一个有机的整体。

脏象学说、气血精津液学说、体质学说和经络学说相互包容渗透，互为补充，形成了中医学对生命规律的独特精辟的认识。

二、病因病机

病因病机学说是中医学关于疾病的理论知识，包括病因学说与病机学说两部分内容。

1. 病因学说

病因学说是研究各种致病因素的性质和致病特点的学说。中医学认为，疾病的发生是致病因素作用于人体后，正常生理活动遭到了破坏，导致脏腑经络、阴阳气血失调所致。病因可分为六淫（风、寒、暑、湿、燥、火）、疫疠、七情（喜、怒、忧、思、悲、恐、惊）、饮食失宜、劳逸失当、外伤、胎传等。中医学对病因的认识，是通过对患者的症状、体征进行分析推求而得来的，并能为治疗用药提供依据，这种方法称为审证求因或辨证求因。按照症状、体征、证候建立病因概念，是中医学确认病因的特殊标准和主要特点。

2. 病机学说

病机学说是研究疾病发生、发展和演变机理的学说。其内容包括发病机理、病变机理和病程演变机理三部分。

（1）发病机理是研究人体疾病发生的一般规律的学说。中医学认为疾病的发生关系到正气和邪气两个方面，即“正气存内，邪不可干”“邪之所凑，其气必虚”。

（2）病变机理简称病机、病理，是研究人体病理变化规律的学说，包括邪正盛衰、阴阳失调、气血精津液失常以及脏腑经络失常等病理变化的一般规律。

（3）病程演变机理是研究疾病发生、发展和结局的一般规律的学说，包括病位传变、病理转化、疾病转归与复发等。

三、诊法辨证

诊法是指望、闻、问、切四种诊察疾病的方法，简称四诊。

1. 望诊

望诊是对患者的神色、形态、五官、舌象以及排出物等进行有目的的观察，以了解病情，测知脏腑病变。

2. 闻诊

闻诊是从患者语言、呼吸等声音以及由患者体内排出的气味辨别内在的病情。

3. 问诊

问诊是通过对患者及知情者的询问，以了解患者平时的健康状态、发病原因、病情经过和患者的自觉症状等。

4. 切诊

切诊是诊察病人的脉象和身体其他部位，以测知体内变化的情况。

四诊各有其特定的诊察内容，不能互相取代，必须四诊合参才能系统而全面地获得临床资料，为辨证提供可靠依据。

辨证即分析、辨识疾病的证候，即以脏腑、经络、病因、病机等基础理论为依据，对四诊所收集的症状、体征，以及其他临床资料进行分析、综合，辨清疾病的原因、性质、部位，以及邪正之间的关系，进而概括、判断为何种证候，为诊治提供依据。

四、预防治则

1. 预防

预防是采取一定的措施，防止疾病的发生与发展。采取积极的预防或治疗手段，防止疾病的发生和发展，即“治未病”，是中医治疗学的一个基本原则。治未病包括未病先防和既病防变两个方面。

（1）未病先防。未病先防即在疾病发生之前就做好各种预防工作，以防止疾病的发生。要防病必先强身，欲强身必重摄生。摄生又称养生，是根据生命发展的规律，采取能够保养身体、减少疾病、增进健康、延年益寿的手段所进行的保健活动。养生学把精、气、神作为人身之三宝，视为养生的核心，强调养生之道必须法于阴阳、和于术数、形神并养、协调阴阳、谨慎起居、和调脏腑、动静适宜、养气保精、综合调养。养生是最积极的预防措施，对增进健康、延年益寿、提高生命质量具有普遍意义。除养生防病外，还应注意防止病邪的侵害。

（2）既病防变。未病之时，注重防患于未然，一旦发病，当注意早期诊断和早期治疗。早期诊断以防止疾病由轻浅而危笃，早期治疗则可截断病邪传变途径，先安未受邪之地，以防止疾病传变。早期诊断、早期治疗，是既病防变的关键，一方面可控制病邪蔓延，使疾病易于治疗，另一方面又可避免正气的过度损耗，使机体尽快恢复健康。

2. 治则

治则即治疗疾病的法则或原则，是治疗疾病的观念和确定治法的原则，对临床立法、处方具有普遍指导意义。治病求本、知常达变、因势利导和以平为期是中医治疗疾病的基本观念。而正治反治、治标治本、燮理阴阳、调和气血、调理脏腑、形神兼顾、病证相参、因异制宜等则是中医治疗疾病的基本原则。治法是在治则指导下所确定的具体治疗措施，治则指导治法，治法体现治则。

理、法、方、药是中医学关于诊断与治疗操作规范的四大要素。辨证论治是理、法、方、药运用于临床的过程，为中医学术的基本特色。所谓“理”，是指根据中医学理论对病变机理作出的准确解释；所谓“法”，是指针对病变机理所确定的相应的治则治法；所谓“方”，是指根据治则治法选择最恰当的代表方剂或其他治疗措施；所谓“药”，是指对方剂中药物君、臣、佐、使的配伍及其剂量的最佳选择。辨证是论治的前提，论治是在辨证的基础上拟定治疗措施，辨证与论治在诊治疾病过程中相互联系，密不可分，是理、法、方、药在临床上的具体应用。

五、康复

康复，又称平复、康健。康复是指改善或恢复人体脏腑组织的生理功能，即采用各种措施对先天或后天各种因素造成的脏腑组织功能衰退或功能障碍进行医疗，从而使其生理功能得以改善或恢复。康复不仅是身体的复健，更是心神的康复，故中医学认为康复是身心的康复。中医学康复的基本观点为整体康复、辨证康复和功能康复。根据天人相应，人与自然、社会相统一的观点，通过顺应自然，适应社会，整体调治，达到人体形神的统一。整体康复的思想称为整体康复观。辨证康复是辨证论治在康复中的具体体现。根据辨证的结果，确定相应的康复原则，并选择适当的康复方法，促使患者康复的思想，称为辨证康复观。根据中医学的恒动观，注重功能训练，运动形体，促进气血流通，以恢复患者脏腑生理功能和生活、工作能力的思想，称为功能康复观。

预防、治疗和康复是中医学同疾病作斗争的三种不同而又密不可分的理论和方法，对临床医疗实践、保障人们的健康都具有重要的意义。

第八章

中医保健方法概述

第一节　针灸保健

一、定义

针灸治疗是在中医理论指导下，运用经络腧穴理论和刺灸方法治疗疾病的一门临床学科。具体而言，就是运用“四诊”诊察疾病以获取病情资料，以经络辨证为特色，结合脏腑和八纲辨证等方法，对于临床上各种不同的证候进行分析归纳，以明确疾病的病因、病位、病机和标本缓急，在此基础上进行相应的配穴处方，依方施术（或针或灸或针灸并用，或补或泻或平补平泻或补泻兼施），以通经脉、行气血、调脏腑、和阴阳，从而达到治疗疾病的目的。

二、针灸治疗原则

针灸治疗原则可概括为治神守气、补虚泻实、清热温寒、治标治本和三因制宜，是针灸治疗疾病时所必须遵循的基本法则，也是确立治疗方法的基础。针灸治疗的病种众多，针灸方法也多种多样，故从总体上把握针灸治疗原则具有化繁就简的重要意义。

1. 治神守气

治神守气是充分调动医者、患者双方积极性的关键措施。医者的治神守气、患者的意守感传，往往对诱发经气、加速气至、促进气行和气至病所起到决定性的作用。

其中，医者应端正医疗作风，认真操作，潜心尽意，正神守气；患者应正确对待疾病，配合治疗，安神定志，意守感传。治神守气既能更好地发挥针灸疗法的作用，提高治疗效果，又能有效地防止针灸意外事故的发生。

（1）治神。中医学的“神”是指整个人体功能活动的外在表现，是人的精神意识、思维活动以及脏腑、气血、津液外在表现的概括。治神要求医者在针刺治疗中掌握和重视患者的精神状态和机体变化，主要包括两方面：一是在针灸操作过程中，医者专一其神，意守神气，患者神情安定，意守感传；二是在施治前后注重调治患者的精神状态。治神对于针刺操作手法是否成功、针刺疗效能否提高都有其重要意义。

（2）守气。气，主要是指经气。守气，意即守住所得之气，主要包括两方面：一是要求医者仔细体察针下感应，并根据患者的变化及时施以手法；二是要求患者专心体会针刺感应，配合医者治疗，促使气至病所，从而达到治疗目的。

2. 补虚泻实

“虚”指正气不足，“实”指邪气有余。补虚泻实即扶正祛邪。

（1）虚则补之。“虚则实之”“虚则补之”意即治疗虚证用补法，适用于治疗各种虚弱性病证，如精神倦怠、肢软乏力、心悸气短、语声低微、自汗盗汗、面色苍白、形体消瘦、大便溏泄、遗尿或尿频、肌肉萎缩、肢体瘫痪等。

（2）陷下则灸之。“陷下则灸之”本意是说对脉象沉伏不起，或穴位处有凹陷者皆宜用灸法。其内在的病机是血寒或经气亏虚。临床常见脾虚者多在脾俞、足三里有凹陷或按之虚软；肾虚者多在肾俞、太溪有凹陷或按之虚软；元气不足者多在气海、关元有凹陷或按之虚软；清阳不升者多在百会有凹陷。此类病证都可以用灸法治疗。

（3）实则泻之。“满则泄之”“盛则泻之”“邪胜则虚之”意即实证用泻法，适用于邪气盛的病证（实证），如胸闷、腹胀、便结、尿闭、高热、中暑、神昏、惊厥、抽搐，以及各种原因引起的剧痛等病证。

（4）菀陈则除之。“菀”同“瘀”，即瘀结、瘀滞之意。“陈”即“陈旧”，引申为时间长久、久病。“菀陈则除之”意即络脉瘀阻之类的病证用清除瘀血的刺血疗法，适用于病久入络，及跌打损伤、毒蛇咬伤、丹毒、腱鞘囊肿等病证。

（5）不盛不虚以经取之。“不盛不虚”，本意是指人迎脉与寸口脉大小相等（《黄帝内经》多以人迎脉和寸口脉大小判别病在何经），说明其病与其他经脉无关，病在本经，所以，“不盛不虚以经取之”并不是指病证本身无虚实，而是指本经自病，不涉及其他的经络或脏腑。本经自病，自当取本经穴。

3. 清热温寒

寒与热是表示疾病性质的两条纲领。在诸多疾病的演变过程中，都会出现寒热的变化。外来之邪或属寒或属热，侵入机体后或从热化或从寒化，人体的功能状态或表现为亢进或表现为不足，亢进则生热，不足则生寒。“清热”就是热证用“清”法，“温寒”就是寒证用“温”法。

（1）热则疾之。“疾”与“急”相通，“热则疾之”意即针灸治疗热证的原则是：浅刺疾出或点刺出血，手法宜轻而快，少留针或不留针，针用泻法。此原则适用于各种热证的治疗，如发热、中暑、咽喉肿痛等病证。例如，风热感冒，常取大椎、曲池、合谷、外关等穴浅刺疾出，即可达清热解表的目的。若伴有咽喉肿痛，可用三棱针在少商、商阳点刺出血，以加强泻热、消肿、止痛的作用。

（2）寒则留之。“留”有留针之意，指寒性病证的治疗原则是深刺而久留针，以达温经散寒的目的。此原则主要适用于各种寒证的治疗，如风寒湿痹为患的肌肉、关节疼痛和寒邪入里之证等。若寒邪在表，留于经络，以艾灸施治最为相宜；若寒邪在里，凝滞脏腑，则针刺应深而久留，或配合施行“烧山火”复式针刺手法，或加用艾灸，以温针法最为适宜。

在临床上热证与寒证的表现往往是错综复杂、变化多端的，如有表热里寒或表寒里热，有上热下寒或下热上寒等，故温热清寒的治则应灵活掌握，若寒热相间当温清并用。如素体阳虚又外感风热之证，既有发热、咽喉肿痛等风热表证，又有脘腹冷痛、大便泄泻等里寒证，则可外清手太阴、阳明表热，毫针浅刺曲池、合谷、列缺、外关、大椎等穴，内温足太阴、阳明之寒，取足三里、中脘等穴，针用补法或用灸法。

4. 治标治本

“标”“本”是相对的概念，在中医学中具有丰富的内涵，可以说明病变过程中各种矛盾的主次关系。例如，从正邪双方而言，正气为本，邪气为标；从病因与症状而论，病因为本，症状为标；从疾病的先后来看，旧病、原发病为本，新病、继发病为标。治标治本的基本原则是：急则治标，缓则治本，标本同治。

（1）急则治标。急则治标是指当标病急于本病时，首先要治疗标病，这是特殊情况下采取的一种权宜之法，目的在于抢救生命或缓解患者的急迫症状，为治疗本病创造有利的条件。例如，不论任何原因引起的昏迷，都应先针刺水沟，在患者恢复意识时再根据本病的情况选择相应的治疗；由于某些原因引起的小便潴留，应先针刺中极、膀胱腧、水道、秩边、委阳，急利小便，然后再根据疾病的发生原因从本论治。

（2）缓则治本。在大多数情况下，治疗疾病都要坚持“治病求本”的原则。即正虚者固其本，邪盛者祛其邪；治其病因，症状可除；治其先病，后病可解。缓则治本尤其对于慢性病和急性病的恢复期有重要的指导意义。如肾阳虚引起的五更泄，泄泻为标，肾阳不足为本，治宜灸气海、关元、命门、肾腧以温补肾阳，肾阳得温则泄泻自止。再如脾胃虚弱、气血化生不足而引起的月经量少或闭经，月经量少或闭经为标，脾胃虚弱为本，治宜针灸足三里、三阴交、血海、中脘以补益脾胃，脾胃和气血足，则月经自调。

（3）标本同治。当标病和本病处于俱重或俱缓的状态时，应当采取标本同治的方法。如体虚感冒，应当益气解表，其中益气为治本，解表为治标，宜补足三里、气海、关元，泻合谷、风池、列缺，以达到益气解表的目的。再如肾虚腰痛，治当补肾壮腰、通络止痛，可取肾腧、大钟补肾壮腰以治本，取阿是、委中通络止痛以治标。

5. 三因制宜

三因制宜是指因人、因地、因时制宜，即根据治疗对象、季节（包括时间）、地理环境等具体情况制定相应的治疗方法。

（1）因人制宜。即根据患者的性别、年龄、体质等不同特点制定适宜的治疗方法，是三因治疗方案的决定性因素。人体由于性别、年龄不同，生理功能和病理特点也不相同，针灸治疗方法也有差别。如妇人以血为用，在治疗妇人病时要多考虑调理冲脉（血海）、任脉等。此外，患者个体差异更是决定针灸治疗方法的重要因素，如体质虚弱、皮肤薄嫩、对针灸较敏感者，针刺手法宜轻；体质强壮、皮肤粗厚、针感较迟钝者，针刺手法可重些。

（2）因地制宜。由于地理环境、气候条件不同，人体的生理功能、病理特点也有所区别，治疗应有差异。如在寒冷的地区，治疗多用温灸，且应用壮数较多；在温热地区，应用灸法较少。

（3）因时制宜。四时气候的变化对人体的生理功能和病理变化有一定影响。春夏之季，阳气升发，人体气血趋向体表，病邪伤人多在浅表，多宜浅刺；秋冬之季，人体气血潜藏于内，病邪伤人多在深部，多宜深刺。所以，在应用针灸治疗疾病时，考虑患病的季节和时辰有一定意义。子午流注针法就是根据人体气血流注盛衰与一日不同时辰的相应变化规律而创立的。因时制宜还包括针对某些疾病的发作或加重规律而选择恰当的治疗时机。如精神疾患多在春季发作，故应在春季之前进行治疗；乳腺增生患者常在经前乳房胀痛较重，治疗也应在经前1周开始。

三、针灸治疗的作用

针灸治疗的作用是指针灸在治疗疾病过程中所起到的作用。针灸治疗的作用是多方面且复杂的，从总体上可概括为疏通经络、调和阴阳和扶正祛邪三个方面。

1. 疏通经络

针灸疏通经络主要是根据病变部位及经络循行与联系，选择相应的部位和腧穴，采用毫针泻法、三棱针点刺出血、皮肤针叩刺、灸法等方法，使经络通畅，气血运行正常，达到治疗疾病的目的。

2. 调和阴阳

调和阴阳是指针灸具有使患者机体从阴阳失衡状态向平衡状态转化的作用，这是针灸治疗最终要达到的根本目的。疾病的发生机理是极其复杂的，但从总体上可归纳为阴阳失调。六淫、七情、饮食、劳倦等内外因素导致人体阴阳及脏腑功能的偏盛偏衰，失去相对平衡，使经络功能活动失常，从而引起疾病的发生，即“阴胜则阳病，阳胜则阴病”。运用针灸方法调节阴阳的偏盛偏衰，可以使机体恢复“阴平阳秘”的状态，从而达到治愈疾病的目的。针灸调和阴阳的作用，主要是通过经络阴阳属性、腧穴配伍和针刺手法完成的。如中风后出现的足内翻，从经络辨证上可确定为阳（经）缓而阴（经）急，治疗时采用补阳经而泻阴经的针刺方法以平衡阴阳；阳气盛则失眠，阴气盛则多寐，根据阳跷、阴跷主眼睑开合的作用，取与阴跷相通的照海和与阳跷相通的申脉进行治疗，失眠应补阴跷（照海）泻阳跷（申脉），多寐则应补阳跷（申脉）泻阴跷（照海），使阴阳平衡。

3. 扶正祛邪

扶正祛邪是指针灸具有扶助机体正气及祛除病邪的作用。疾病的发生、发展及其转归的过程，实际是正邪相争的过程。正胜邪退则病缓解，正不胜邪则病情加重。因此，扶正祛邪既是使疾病向良性方向发展的基本保证，又是针灸治疗疾病的作用过程。

第二节　推拿保健

推拿又称为“按摩”，其历史悠久，是我国中医学中独特的康复保健方法之一。推拿保健是施术者用手、肢体其他部位或工具，运用各种特定手法施用于人体，达到健身防病、消除疲劳、促进疾病康复、提高生存质量、延年益寿目的的一项专业技能。

一、推拿保健的基本作用

推拿手法通过作用于人体体表的特定部位而对机体生理、病理产生影响。概括起来，推拿具有疏通经络、行气活血，理筋整复、滑利关节，调节脏腑功能、提高机体

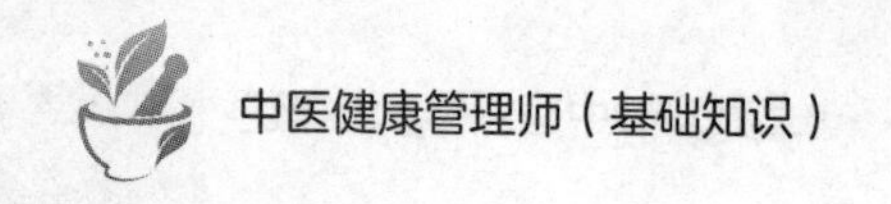

免疫力等作用。

1. 疏通经络，行气活血

推拿手法作用于经络腧穴，可以疏通经络，行气活血，散寒止痛。

2. 理筋整复，滑利关节

筋骨、关节是人体的运动器官。只有气血调和、阴阳平衡，才能确保机体筋骨强健，关节滑利，从而维持正常的生活起居和活动功能。

筋骨关节受损，必累及气血，致脉络损伤，气滞血瘀，为肿为痛，从而影响肢体关节的活动。而推拿具有理筋整复、滑利关节的作用，主要表现在三个方面：一是手法作用于损伤局部，可以促进气血运行，消肿祛瘀，理气止痛；二是推拿的整复手法可以通过力学的直接作用来纠正筋出槽、骨错缝，达到理筋整复的目的；三是适当的被动运动手法可以起到松解粘连、滑利关节的作用。

3. 调节脏腑功能，提高机体免疫力

推拿手法作用于人体相应的经络腧穴，可调节脏腑功能，提高机体免疫力。这一作用主要通过三个途径实现：一是在体表的相应穴位上施予手法，是通过经络的介导发生作用的；二是脏腑的器质病变是通过功能调节来发生作用的；三是手法对脏腑功能具有双向调节作用，手法操作要辨证得当。推拿手法通过对脏腑功能的调整，使机体处于良好的功能状态，有利于激发机体内的抗病因素，从而扶正祛邪。

二、推拿手法的基本要求

每一种手法都有其特定的操作要求，但一般认为手法均应持久、有力、均匀、柔和，从而达到深透的基本技术要求。

1. 持久

持久是指手法能够严格按照规定的技术要求和操作规范持续运用，在足够的时间内不走样，保持动作和力量的连贯性，以保证手法对人体的刺激足够累积到临界点，起到调整内脏功能、改变病理状态的作用。

2. 有力

有力是指手法必须具备一定的力度和功力，使手法具有一定的刺激量。有力是指手法直接作用于体表的力，以及维持手法所需要的力。当然，这种力量不是固定不变的，应根据受术者的体质、病情、部位酌情增减。

3. 均匀

均匀是指操作时，手法压力的轻重、动作的幅度、速度的快慢都必须保持相对一致，使手法操作既平稳又有节奏性。不同的部位选择的力量有差异，例如，腰部的手法力量要稍重。按摩操作频率要恰当，如掌揉法的频率和呼吸频率相近，滚法的频率和心跳的频率相近。只有通过节律性的良性刺激，才能达到舒适、良好的效果。

4. 柔和

柔和是指操作时，动作温柔灵活，变换手法时自然、协调。手法轻而不浮，重而不滞。

5. 深透

深透是指在应用手法中必须使力深达病变部位，起到祛除病邪、调节功能的作用。操作手法强调吸定部位、力量集中，同时又要保持一定的治疗时间。操作时要产生酸胀感，或略带一点“痛感”，此“痛感”是损伤部位因接受按摩操作后新陈代谢加强，炎症介质加快分解、稀释和排泄而引起的，按摩后有轻松感，即先痛后快。但力量也并非越大越好，以免对正常组织造成损伤。

三、推拿保健的注意事项

1. 操作前要求

推拿属于中医外治法之一，除了对骨伤科、内科、外科、妇科、儿科等各科疾病均有较好的治疗效果外，还具有强身保健、预防疾病、祛病延年的作用。当然，也有许多疾病不适合用按摩治疗，因此运用手法治疗前一定要明确推拿的适应证和禁忌证。推拿保健时，应对受术者身体状况进行了解，以便合理地选择手法。

2. 推拿的适应证

（1）各种软组织病变、关节错缝、腰痛、胸胁迸伤、椎间盘突出症、颈椎病、落枕、漏肩风、类风湿性关节炎、颞下颌关节疼痛、功能紊乱综合征和骨折后遗症等。

（2）内科中的发热、头痛、失眠、胃脘痛、胃下垂、便秘、腹泻、呃逆、肺气肿、癃闭、胆囊炎、哮喘、高血压病、心绞痛与糖尿病等。

（3）外科中的乳痈初期、褥疮和手术后肠粘连等。

（4）盆腔炎、鼻炎、耳鸣耳聋、咽喉痛等。

3. 推拿的禁忌证

（1）严重心、脑、肺疾病患者或内脏功能极度衰弱者。

（2）有出血倾向和血液病者。

（3）局部有严重皮肤损伤及皮肤病者。

（4）严重的感染性疾病、传染性疾病、恶性肿瘤。

（5）诊断不明的骨关节病、急性脊柱损伤。

（6）下肢静脉炎或有栓塞者。

（7）经期或妊娠期不宜做腹部、腰部及肩井、合谷、三阴交等穴位的手法刺激。

（8）过饥过饱者。饭前半小时及饭后 1 小时以内最好不做。

（9）过于疲劳和饮酒过量者要禁用或慎用推拿。

第三节 耳穴保健

耳穴保健是用针刺、耳穴贴等方法刺激耳廓上的穴位，以防治全身疾病的一种方法。它源于中医学，但又融合了现代解剖学、生理学知识，它既与中医学的脏腑、经络学说有着密切联系，又与现代医学的解剖学、生理学不可分割。

一、耳穴保健概述

1. 耳穴的定义

耳穴是指分布在耳廓上的一些特定区域。

2. 耳穴保健的作用原理

中医学力求从脏腑经络的角度进行阐述，现代医学试图沿神经体液学说的方向进行探讨，这两种理论均为初具雏形，且有待于进一步完成的体系。耳与全身脏腑经络息息相关。当脏腑发生病变时，通过经络的反应和传导作用，在耳廓相应区域就会有所反应，并依此进行治疗。

二、耳穴定位

1. 耳廓表面

耳廓表面如图 8–1 所示。

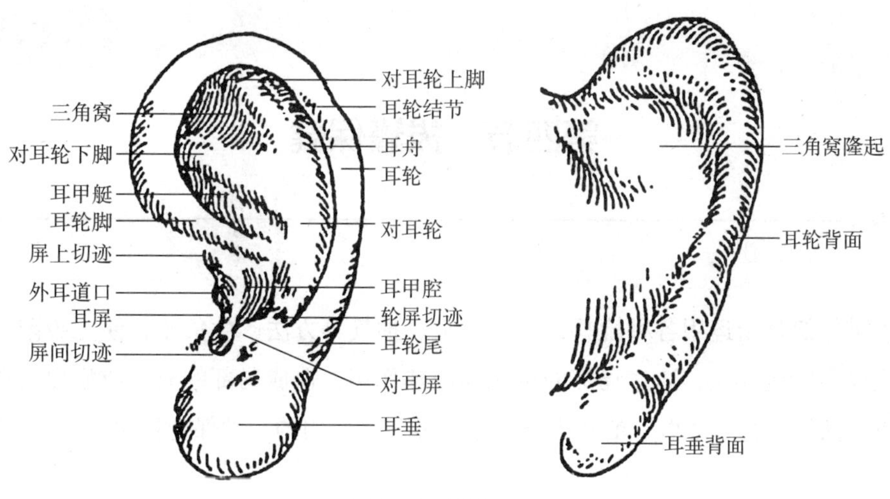

图 8-1　耳廓表面

2. 耳穴分布规律

与面颊相应的穴位在耳垂；与上肢相应的穴位在耳舟；与躯干相应的穴位在对耳轮体部；与下肢相应的穴位在对耳轮上、下脚；与腹腔相应的穴位在耳甲艇；与胸腔相应的穴位在耳甲腔；与消化道相应的穴位在耳轮脚周围等。耳穴分布如图 8-2 所示。

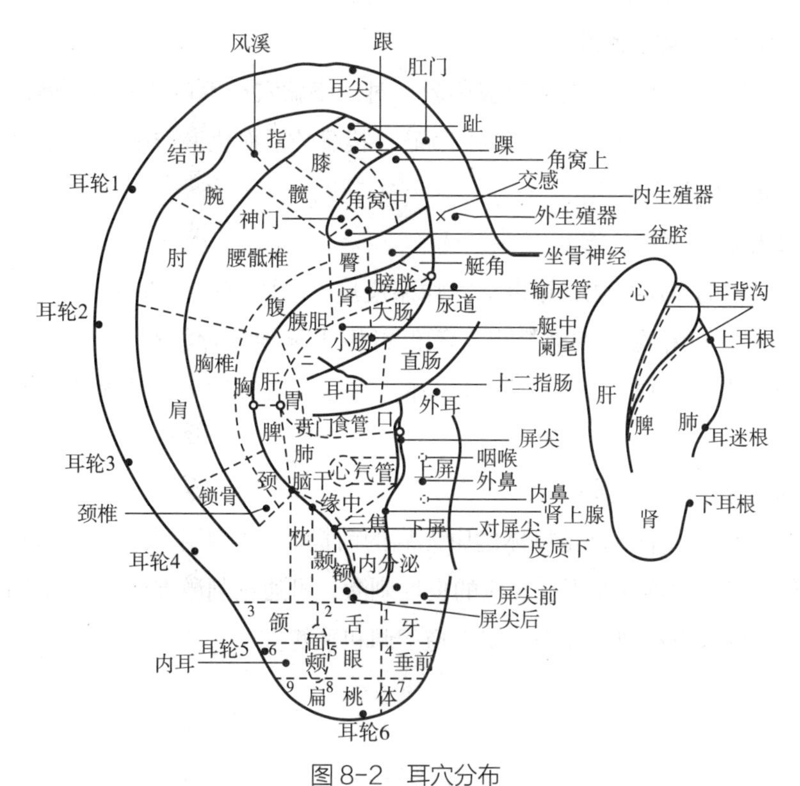

图 8-2　耳穴分布

第四节　拔罐保健

拔罐保健是指运用各种罐具，利用燃火、抽气等方法产生负压，使之吸附于经络穴位或体表特定部位，通过局部的负压和温热作用，造成局部的充血或瘀血现象，以达到通经活络、行气活血、消肿止痛、祛风散寒等作用的一种保健技法。

一、拔罐保健的作用

1. 发汗解表，清热泻火

通过拔罐，使局部皮肤毛细血管充血扩张，达到祛风除湿、散寒解表的效果，临床可治疗感冒、发热、头痛、头晕等。同时，通过吸拔作用，可促使血管扩张，达到清热泻火、调节体温的作用。

2. 活血化瘀，通经活络

通过拔罐保健的吸拔、温热效应刺激，对经络腧穴产生良性的负压效应，可以达到行气活血、疏通经络的作用。“通则不痛”，拔罐的活血化瘀作用，可用于治疗风痹、腰痛、四肢痛等疼痛性疾病。

3. 吸毒排脓，消肿止痛

拔罐所产生的负压很强，用以治疗痈疖疮疡、恶血瘀滞、邪毒郁结等有特效。可配合刺络拔罐，将邪毒或脓液排出，不仅可用于早期治疗，对疮口愈合也有良效。由于吸拔出了有害物质，驱除了体内病邪，增强了血液循环，从而达到消肿止痛的目的。

4. 调节脏腑，平衡阴阳

机体脏腑的阴阳平衡，是机体健康无病的前提。一旦阴阳失衡，则百病由生。拔罐作为一种安全、无毒性及不良反应的良性刺激，可通过刺激神经系统的末梢感受器，调节大脑皮质的兴奋和抑制过程，使之趋于调和平衡。

二、拔罐保健的原理

1. 机械刺激作用

拔罐时，罐体之所以能吸附于病变部位或特定穴位，得益于罐内负压的强劲吸力。这种吸力可激发经气，引起局部和全身的良性反应。同时，通过牵拉神经、肌肉、血管以及皮下的腺体，可引起一系列神经内分泌反应，调节血管舒缩功能和血管的通透性，从而改善局部血液循环。

2. 负压效应

拔罐的负压作用使局部毛细血管充血、瘀血，甚至破裂。由于红细胞被破坏而出现溶血现象，红细胞中血红蛋白的释放以及溶血时产生的类组胺物质，可通过神经系统对组织器官的功能进行双向调节，同时促进白细胞的吞噬作用，提高皮肤对外界变化的敏感性及耐受力，从而增强机体的免疫力。另外，负压可使汗毛孔充分张开，汗腺和皮脂腺的功能受到刺激而加强，加速体内毒素、废物的排出。

3. 温热作用

拔罐局部的温热作用不仅能使血管扩张、血流量增加，而且可增强血管壁的通透性和细胞的吞噬能力。拔罐处血管紧张度及黏膜渗透性改变，淋巴循环加速，吞噬作用加强，对感染性病灶无疑形成了一个抗生物性病因的良好环境。

三、拔罐保健的特点

1. 适应证广

凡是能够用针灸、按摩、中医、中药等方法防治的各科疾病都可以使用拔罐保健，尤其对于各种疼痛性疾病、软组织损伤、急慢性炎症、风寒湿痹证，以及脏腑功能失调，经脉闭阻不通所引起的各种病症均有较好的疗效。

2. 疗效好，见效快

有些疾病往往一次就能见效或痊愈，如一般的腰背部疼痛，在疼痛部位拔罐之后，会立即感觉疼痛减轻或消失；感冒发热在大椎穴刺络拔罐后再在膀胱经走罐一次，多数患者即可痊愈。

3. 易学易懂易推广

拔罐易于学习和运用，即使是不懂中医针灸的人也可以在很短的时间内学会拔罐的一般操作技术，用于简单的家庭防病治病。另外，采用拔罐保健防治疾病，无须特殊器材和设备，所用器械及辅助用品一般家庭都有。

4. 经济实用

采用拔罐保健防治疾病，不仅可以减轻受术者的经济负担，也可以节约大量的药品，尤其是对于医疗条件比较落后的地区以及流动性比较大的单位，拔罐有其特殊作用，能够随时随地进行医疗工作，出门远行携带也十分方便。

5. 不良反应少

采用拔罐保健，只要按规程操作就不会引起烫伤，并且无任何不良反应，起到有病治病、无病健身的作用。

第五节　刮痧保健

刮痧保健是指用刮痧板蘸香油或润滑剂于受术者相应的部位轻轻上下刮动，并逐渐加重，干则再蘸、再刮，以出现红紫斑点或斑块为度，是用以防治疾病的一种外治方法，属于物理疗法。

一、“痧”的概念

“痧”的含义主要有两个方面，一是指病理反应的“痧”，也就是“痧象”，二是指刮痧刺激后反应的“痧”，也就是“痧痕”，二者在形态、色泽上均有差异。

1. 痧象

痧象也有两方面的含义。

（1）指皮肤表面出现的色红如粟的疹子。如风疹出现的疹子叫风痧，猩红热出现的疹子叫丹痧。这是病理阳性反应物的一种，临床上很多疾病都有发痧现象，因此有“百病皆可发痧”之说。

（2）指痧证，也叫痧胀、痧气，是疾病的一种，多发生于夏秋之交，因感受风、寒、暑、湿、燥、火之邪或疫疠之秽浊所出现的一些病症。临床上春季多发风痧、温痧，夏秋季多发暑痧等。这些都不是单一的一种疾病，而是一种毒性综合反应的临床症状。

2. 痧痕

痧痕是指刮拭皮肤后所出现的各种皮肤形态和色泽的变化。常见的痧痕包括体表局部组织潮红、紫红、紫黑色瘀斑或点状紫红色小痧子，并经常伴有不同程度的热感。痧痕对疾病的诊断、治疗及预后判断有一定的临床指导意义。

二、刮痧保健的用具

刮痧保健的用具很多，并且十分简单、方便，常见的主要有以下两大类。

1. 刮痧板

应使用专为刮痧制作的正规刮痧板，如选用天然水牛角为材料制成的刮痧板。刮痧板如图 8–3 所示。

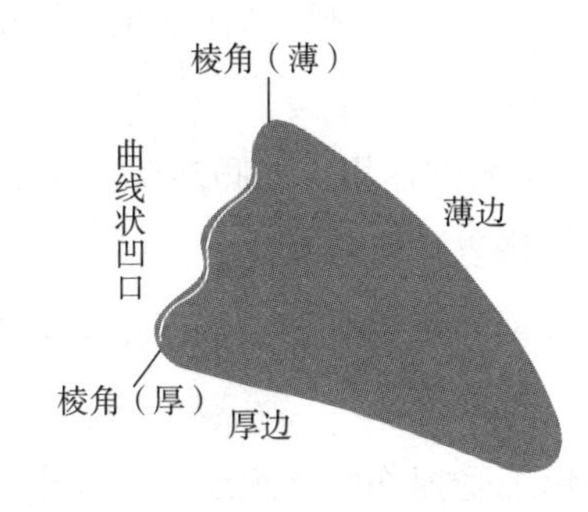

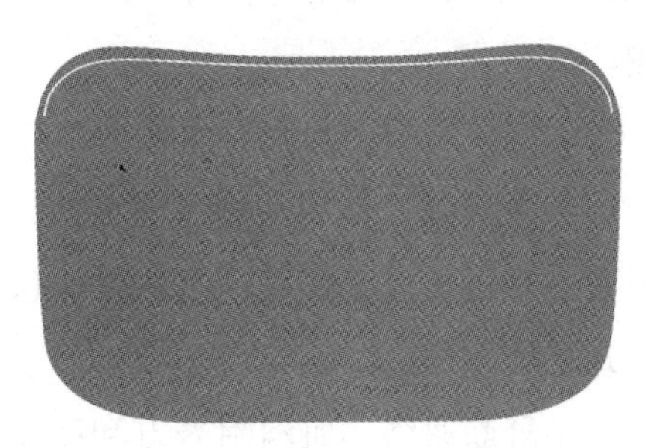

图 8–3 刮痧板

如图 8–3 所示，刮痧板凸起的薄边可用于人体平坦部位的治疗；凹陷的厚边具有按摩作用；刮痧板的棱角可用于点按穴位，也可用于人体凹陷部位以及头部的刮拭；曲线状的凹口可用于脊柱部位的刮拭。

2. 刮痧润滑剂

在刮痧保健前，为了防止划破刮拭部位的皮肤，需要在皮肤表面涂上一层润滑剂，如麻油、色拉油都可以作为润滑剂使用。当然，最好使用专为刮痧目的而生产的专用刮痧润滑剂。

三、刮痧保健的作用

刮痧保健是根据中医十二经脉及奇经八脉原理、遵循“急则治其标”的原则，运用手法强刺激经络，使局部皮肤发红充血，从而起到醒神救厥、解毒祛邪、清热解表、行气止痛、健脾和胃的效用。刮痧施术于皮部，对机体的作用大致可分为两大类，即预防保健作用和治疗作用。

1. 预防保健作用

刮痧的预防保健作用又包括健康保健预防与疾病防变两类。刮痧的作用部位是体表皮肤，皮肤是机体暴露于外的最表浅部分，直接接触外界，且对外界气候等变化起适应与防卫作用。健康人常刮痧（如取背腧穴、足三里穴等）可增强卫气，卫气强则护表能力强，外邪不易侵表，机体自可安康。若外邪侵表，出现恶寒、发热、鼻塞、流涕等表证，及时刮痧（如取肺腧穴、中府穴等）可将表邪及时祛除，以免表邪不祛，蔓延进入五脏六腑而生大病。

2. 治疗作用

（1）活血祛瘀。刮痧可调节肌肉的收缩和舒张，使组织间压力得到调节，以促进刮拭组织周围的血液循环，增加组织流量，从而起到“活血化瘀”“祛瘀生新”的作用。

（2）调整阴阳。刮痧对内脏功能有明显的调整阴阳平衡的作用。如肠蠕动亢进者，在腹部和背部等处使用刮痧手法可使亢进者受到抑制而恢复正常；反之，肠蠕动功能减退者，则可促进其蠕动恢复正常。这说明刮痧可以改善和调整脏腑功能，使脏腑阴阳得到平衡。

（3）舒筋通络。肌肉附着点和筋膜、韧带、关节囊等受损伤的软组织，可发出疼痛信号，通过神经的反射作用，使有关组织处于警觉状态。肌肉的收缩、紧张直到痉挛便是这一警觉状态的反映，其目的是减少肢体活动，从而减轻疼痛，这是人体自然的保护反应。此时，若不及时治疗或治疗不彻底，损伤组织就会形成不同程度的粘连、纤维化或疤痕化，加重疼痛、压痛和肌肉收缩紧张，继而又可在周围组织中引起继发性疼痛病灶，形成新陈代谢障碍，进一步加重“不通则痛”的病理变化。

（4）信息调整。人体的各个脏器都有其特定的生物信息，当脏器发生病变时有关的生物信息就会发生变化，而脏器生物信息的改变可影响整个系统乃至全身的机能平衡。

（5）排除毒素。刮痧过程可使局部组织形成高度充血，血管神经受到刺激使血管扩张，血流及淋巴液流速增快，吞噬作用及搬运力量加强，使体内废物、毒素加速排出，组织细胞得到营养，从而使血液得到净化，增加了全身抵抗力，可以减轻病势，促进康复。

（6）行气活血。气血（通过经络系统）的传输对人体起着濡养、温煦等作用。刮痧作用于肌表，使经络通畅，气血通达，则瘀血化散，凝滞固塞得以崩解、消除，全身气血通达无碍，局部疼痛得以减轻或消失。

第九章

传统运动基础知识

中国传统运动是在古代摄生学说指导下逐步形成的多种体育活动和健身功法的总称，是中国传统摄生学的一个重要分支，具有体育和医疗的双重属性。简单地说，运动摄生法是通过适量的运动来保摄生命的方法。适量的活动可以活动筋骨、调节气息、畅达经络、疏通气血、调和脏腑、增强体质而使人健康长寿。“流水不腐，户枢不蠹”，生命也是如此，健康的真谛在于不断运动。动则身健，不动则体衰，机体在这种阴阳对立统一中和谐地更替。

第一节　运动摄生原理

运用传统的体育运动方式进行锻炼，以活动筋骨、调节气息、静心宁神来畅达经络、疏通气血、调和脏腑，达到增强体质、益寿延年的目的，这种摄生方法称为运动摄生，又称为传统健身术。人之气血，贵在升降出入有常，运行不息，故善摄生者，必调和气血，而运行气血的一个重要途径就是多运动。中医运动摄生的内容极为丰富，种类甚广，方法极多，如气功、导引、五禽戏、八段锦、太极拳、散步、慢跑、登山等。

一、运动摄生作用机理

中医将精、气、神称为“三宝”，与人体生命息息相关。运动摄生则紧紧抓住了这三个环节：调意识以养神，以意领气；调呼吸以练气，以气行推动血运，周流全身；以气导形，通过形体、筋骨关节的运动，使周身经脉畅通，营养整个机体。如是，则形神兼备，百脉流畅，内外相和，脏腑协调，机体达到“阴平阳秘”的状态，从而增进机体健康，以保持旺盛的生命力。

现代科学研究证明，经常而适度地进行体育锻炼，对机体有如下好处：

1. 可促进血液循环，改善大脑的营养状况，促进脑细胞的代谢，使大脑的功能得以充分发挥，从而有益于神经系统的健康，有助于保持旺盛的精力和稳定的情绪。

2. 使心肌发达，收缩有力，促进血液循环，增强心脏的活力及肺脏呼吸功能，改善末梢循环。

3. 增加膈肌和腹肌的力量，促进胃肠蠕动，防止食物在消化道中滞留，有利于消化吸收。

4. 可促进和改善体内脏器自身的血液循环，有利于脏器发挥生理功能。

5. 可提高机体的免疫机能及内分泌功能，从而使人体的生命力更加旺盛。

6. 增强肌肉关节的活力，使人动作灵活轻巧，反应敏捷迅速。

正因如此，勤运动、常锻炼，已成为人们健身防病的重要措施。

二、运动摄生的原则

1. 强调动静结合

动静结合是运动摄生的基本原则。人在日常生活中离不开动和静两种状态。《黄帝内经》摄生学十分重视形体与精神的整体调摄，提倡形神共养，认为动以养形，静以养神，动静结合才能“形与神俱，而尽终其天年”。从原则上讲，“动”是指运动形体，“静”是指精神内敛。实际上，完成任何一项动作，都是动与静的有机结合，有的是外动内静，有的是外静内动。

“动以养形”是指运动可促使人体气血充盛、百脉畅达、精气流通，能够增强人体生理的气化作用，以及气机的升降出入，提高人体抗病能力，使得机体强健而祛病延年。

“静以养神”是指保持心情的宁静、专一，能使脏腑气机协调，真气充沛，形体强壮而无病患。

不能因为强调动而忘了静，要动静兼修，动静适宜。运动时，一切顺乎自然，进行自然调息、调心，神态从容，摒弃杂念，神形兼顾，内外俱练，动于外而静于内，动主练而静主养神。这样，在锻炼过程中内练精神、外练形体，使内外和谐，体现出由动入静、静中有动、以静制动、动静结合的整体思想。

2. 掌握运动摄生的要领

传统运动摄生的练功要领就是意守、调息、动形的统一。这三方面中，最关键的是意守，只有精神专注，方可宁神静息，呼吸均匀，导气血运行。三者的关系是：以意领气，以气动形。这样，在锻炼过程中，内练精神、脏腑、气血，外练经脉、筋骨、四肢，使内外和谐，气血周流，整个机体可得到全面锻炼。

3. 提倡持之以恒

人贵有志，学贵有恒，做任何事情，要想取得成效，没有恒心是不行的。古人云“冰冻三尺，非一日之寒”，说的就是这个道理。这就说明，锻炼身体非一朝一夕之事，要经常而不间断方可达到锻炼目的。运动摄生不仅是身体的锻炼，也是意志和毅力的锻炼。如果因为工作忙，难以按原定时间坚持，也可以每天挤出 10 分钟进行短时间的锻炼。若因病或其他原因不能到野外或操场锻炼，也可以在院内、室内、楼道内练习原地跑、原地跳、广播操、太极拳。

4. 运动适度，不宜过量

若运动后食欲减退、头昏头痛，自觉劳累汗多、精神倦怠，说明运动量过大，超过了机体耐受的限度，会使身体因过劳而受损。一般来说，运动量以每次锻炼后感觉不到过度疲劳为宜。也有人以心率作为运动量的指标，若运动量大，心率就快。正常成年人的运动量，以心率不超过每分钟 140 次为宜；而老年人的运动量，则以心率不超过每分钟 120 次为宜。

5. 舒适自然，循序渐进

为健康而进行的锻炼，应当是轻松愉快、容易做到的，且充满乐趣和丰富多彩的。在健身方面，疲劳和痛苦都是不必要的，要轻轻松松地渐次增加活动量，“不能一口吃个胖子”。正确的锻炼方法是运动量由小到大，动作由简单到复杂。例如，通过跑步进行锻炼，刚开始时要跑得慢些、距离短些，经过一段时间的锻炼，再逐渐增加跑步的速度和距离。

6. 运动时间，因时制宜

一般来说，早晨运动比较好，因为早晨的空气较新鲜，而室内的氧气经过一夜的睡眠后，大部分被人体吸收了，二氧化碳的浓度相对增大，到室外空气清新的地方进行锻炼，即可把积聚在身体内的二氧化碳排出来，吸进更多的氧气，使身体的新陈代谢能力增强，为一天的工作打好基础。此外，午睡前后或晚上睡觉前也可进行运动，以消除一天的紧张，轻松地进入梦乡，但运动不要太剧烈，以免引起神经系统的兴奋，影响睡眠。总之，许多健身运动都可以随时做，不论做多少都是有益的。但稍微剧烈的运动不要在吃饭前后进行，因为人在饭前呈现饥饿状态，血液中葡萄糖含量低，易发生低血糖症；饭后做剧烈的运动，会使大部分血液流到肌肉里，导致胃肠的血液相对减少，不仅影响消化，还可引起胃下垂、慢性胃肠炎等疾病。

7. 运动项目，因人制宜

对于老年人来说，由于肌肉力量减退，神经系统反应较慢，协调能力差，所以宜选择动作缓慢柔和、肌肉协调放松、全身都能得到活动的运动，像步行、太极拳、慢跑等。而对于年轻力壮者可选择运动量大的锻炼项目，如长跑、打篮球、踢足球等。此外，由于每个人的工作性质不同，故所选择的运动项目亦应有差别，如售货员、理发员、厨师需要长时间站立，易发生下肢静脉曲张，在运动时就不要过多地跑跳，而应仰卧抬腿；经常伏案工作者，要选择一些扩胸、伸腰、仰头的运动项目，由于用眼较多，还应开展望远活动。总之，运动项目的选择，既要符合自己的兴趣爱好，又要适合身体条件。对脑力劳动者来说，宜少参加使精神紧张的活动，而体力劳动者则应多运动那些在职业劳动中很少活动的部位。

三、运动摄生的优点

1. 简单方便，易于掌握

现代科学认为，一个方法越简单、越实用，就越能体现出它的使用价值。中医运动摄生学的方法有很多，并且简单易学，如静坐、吐纳、导引等，甚至有些动作就是一些基本技能和日常运动形式。只要按照要求去做，都能很快掌握，并能收到良好的治疗效果。

2. 经济适用，灵活多样

运动摄生的方法多种多样，可以贯穿在日常生活的方方面面，行、站、立、坐、卧均有不同的运动方法，可以灵活掌握并加以运用，这是运动摄生的灵活性。其灵活性是前提基础，实用性是关键。运动摄生不受时间、地点限制，经济负担小，既实用又有效。

3. 寓练于乐，娱乐身心

各种运动摄生的方法都离不开运动的形式，在运动中保持乐观的心态，是中医运动摄生中的重要环节。无论是运动还是娱乐都是摄生防病的必要条件，在娱乐中尽享运动带来的健康，在运动中体验愉快的人生乐趣。

4. 防病强身，治病祛疾

中医学认为，“无病先防，既病防变”乃强身健体之本。中医运动摄生充分体现了这一预防观。平时注意锻炼身体，使人之气血充盛，经络畅通，脏腑功能增强，从而起到摄生防病的作用。一旦患病，应以积极的态度，通过运动来调动机体的功能，防止疾病的进一步发展及转变，这便是中医运动观的中心内容。

第二节　传统运动与养生

一、八段锦

1. 历史

八段锦是由八种不同动作组成的健身术，故名“八段”。因为这种健身动作可以强身益寿，祛病除疾，其效果甚佳，犹如展示给人们一幅绚丽多彩的锦缎，故称为“锦”。

八段锦是我国民间广泛流传的一种健身术，据有关文献记载已有八百多年历史。早在南宋时期，即已有《八段锦》专著。明代以后，在有关养生专著中也多有记载，如冷谦的《修龄要旨》、高濂的《遵生八笺》等书中，都有八段锦的内容。清代的潘霨在其所著的《卫生要术》中，将八段锦略加改编成为“十二段锦”。此外，还有“文八段”（坐式）和“武八段”（立式）等不同形式。为了便于推广流传，还有人将其编成歌诀。

2. 养生机理

八段锦属于古代导引法的一种，是形体活动与呼吸运动相结合的健身法。活动肢体可以舒展筋骨，疏通经络；与呼吸相合，则可行气活血、周流营卫、斡旋气机。经常练习八段锦可起到保健、防病治病的作用。

八段锦对人体的养生康复作用，从其歌诀中即可看出。例如“两手托天理三焦”，即说明双手托天的动作，对调理三焦功能是有益的。两手托天，全身伸展，又伴随深呼吸，一则有助于三焦气机运化，二则对内脏有按摩、调节作用，能起到通经脉、调气血、养脏腑的效果。同时，对腰背、骨骼也有益处。其他诸如“调理脾胃须单举”“摇头摆尾去心火”等，均是通过宣畅气血、展舒筋骸而达到养生的目的。八段锦的每一段都有锻炼的重点，而综合起来，则是对五官、头颈、躯干、四肢、腰、腹等全身各部位进行了锻炼，对相应的内脏以及气血、经络起到了保健、调理作用，是机体全面调养的健身功法。

二、五禽戏

1. 历史

禽在古代泛指禽兽之类的动物，五禽是指虎、鹿、熊、猿、鸟五种禽兽。戏即游戏、戏耍之意。所谓五禽戏，就是指模仿虎、鹿、熊、猿、鸟五种禽兽的动作，组编而成的一套锻炼身体的功法。

五禽戏相传出自华佗，随着时间的推移逐渐发展起来，最终形成了各种流派的五禽戏，流传至今。

2. 养生机理

五禽戏属古代导引术之一，它要求意守、调息和动形谐调配合。意守可以使精神宁静，神静则可培育真气；调息可以行气，通调经脉；动形可以强筋骨，利关节。由于是模仿五种禽兽的动作，所以意守的部位有所不同，动作不同，所起的作用也有所区别。

虎戏即模仿虎的形象，取其神气、善用爪力和摇首摆尾、鼓荡周身的动作。要求意守命门，命门乃元阳之所居、精血之海、元气之根、水火之宅，意守此处，有益肾强腰、壮骨生髓的作用，可以通督脉、祛风邪。

鹿戏即模仿鹿的形象，取其长寿而性灵，善运尾闾。尾闾是任、督二脉通会之处，鹿戏意守尾闾，可以引气周营于身，通经络、行血脉、舒展筋骨。

熊戏即模仿熊的形象，熊体笨力大，外静而内动。要求意守中宫（脐内），以调和气血。练熊戏时，着重于内动而外静。这样，可以使头脑虚静，意气相合，真气贯通，且有健脾益胃之功效。

猿戏即模仿猿的形象，猿机警灵活，好动无定。练此戏就是外练肢体的灵活性，内练抑制思想活动，达到思想清静、体轻身健的目的。要求意守脐中，以求形动而神静。

鸟戏又称鹤戏，即模仿鹤的形象，要求动作轻翔舒展。练此戏要意守气海，气海乃任脉之要穴，为生气之海。鸟戏可以调达气血，疏通经络，活动筋骨关节。

五禽戏的五种功法各有侧重，但又是一个整体、一套有系统的功法，如果经常练习而不间断，则有养精神、调气血、益脏腑、通经络、活筋骨、利关节的作用。神静而气足，气足而生精，精足而化气动形，可达到三元（精、气、神）合一的目的，收到祛病、健身的效果。

三、太极拳

1. 历史

太极拳是我国传统的健身拳术之一。由于其动作舒展轻柔，动中有静，形气和随，外可活动筋骨，内可流通气血、协调脏腑，故不但用于技击、防身，而且更广泛地用于健身防病，深为人们所喜爱，是一种行之有效的传统养生法。

太极拳的起源及创始者至今尚待考证，能比较清楚地论及师承脉络、分支流派，当在明末清初。此后，即有陈氏太极之说，后由陈长兴传弟子杨露禅改编而形成杨氏太极拳。后来，又从杨氏太极派生出吴式（吴鉴泉）太极拳、武式（武禹襄）太极拳和孙式（孙禄堂）太极拳。目前，由国家体育总局推广普及的太极拳，即是以杨氏太极拳改编的。

2. 养生机理

太极拳是一种意识、呼吸、动作密切结合的运动，“以意领气、以气运身”，用意念指挥身体的活动，用呼吸协调动作，融武术、气功、导引于一体，是“内外合一”的内功拳。

重意念，使神气内敛。练太极拳要精神专注、排除杂念，将神收敛于内，而不被他事分神。神内敛则“内无思想之患”而精神得养、身心欢快。精神宁静、乐观，则百脉通畅，机体自然健旺。

调气机，以养周身。太极拳以呼吸协同动作，气沉丹田，以激发内气营运于身。肺主气，司呼吸；肾主纳气，为元气之根。肺、肾协同，则呼吸细、匀、长、缓。这种腹式呼吸不仅可增强和改善肺的通气功能，而且可益肾而固护元气。丹田气充，则鼓荡内气周流全身，脏腑、皮肉皆得其养。

动形体，以行气血。太极拳以意领气，以气运身，内气发于丹田，通过旋腰转脊的动作带动全身，即所谓“以腰为轴”“一动无有不动”。气经任、督、带、冲诸经脉上行于肩、臂、肘、腕，下行于胯、膝、踝，以至于手足四末，周流全身之后，气复归于丹田，故周身肌肉、筋骨、关节、四肢百骸均得到锻炼。太极拳具有活动筋骨、疏通脉络、行气活血的功效。

由于太极拳将意、气、形结合成一体，使人身的精神、气血、脏腑、筋骨均得到

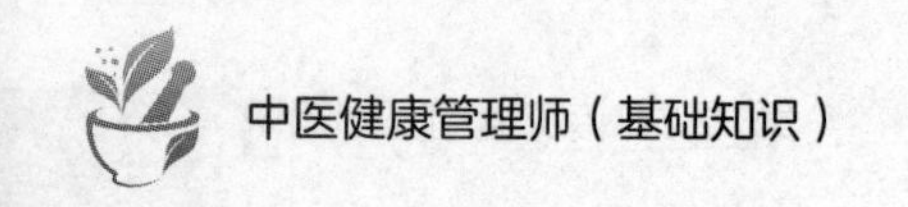

濡养和锻炼，达到“阴平阳秘”的平衡状态，所以能起到有病治病、无病健身的作用。

四、太极剑

1. 历史

太极剑属于太极拳门派中的剑术，具有太极拳和剑术两者的风格特点。太极剑作为太极拳系列的组成部分，在古代剑术的基础上改造发展而成。“三十二式”太极剑具有独特的风格特点，动作柔和舒缓，美观大方，体静神舒，内外合一，易学易练，运动量适中，祛病延年，健体强身。

2. 养生机理

练习太极剑要求“心静”、注意力集中，并且讲究“用意”，这些都对大脑起到良好的训练作用。练习太极剑时，动作要求“完整一气”，由眼神到上肢、躯干、下肢，上下照顾毫不散乱，前后连贯、绵绵不断，需要有良好的支配和平衡能力，因此要求大脑在紧张的活动下完成。这就间接地对中枢神经系统起到训练的作用，从而提高了中枢神经系统的紧张度，活跃了其他系统与器官的机能，加强了大脑的调节作用。

练习太极剑对心脏血管系统的影响，是在中枢神经活动支配下发生的。就太极剑动作的组成来说，它包括了各组肌肉关节的活动，也包括了有节律的呼吸运动，特别是横膈运动。因此能加强血液及淋巴的循环，减少体内的瘀血现象，是一种用来消除体内瘀血的良好方法。全身各部分骨骼肌周期性的收缩与舒张，可以加强静脉的血液循环。呼吸运动同样也能加速静脉的回流。

练太极剑对骨骼、肌肉及关节活动的影响很突出。以脊柱为例，练剑时要求“含胸松腰拔背”“腰脊为第一主宰”等，这说明练太极剑与腰部活动有着密切关系。经常练习太极剑，对脊柱的形态和组织结构都能起到良好的作用。

练太极剑对脂类、蛋白类以及无机盐中钙、磷的代谢具有良好的作用，可使血内胆固醇含量下降、血中白蛋白含量增加、动脉硬化的症状大大减轻。

练习太极剑及呼吸运动对胃肠道起到机械刺激作用，也能改善消化道的血液循环，因此可以促进消化、预防便秘。

五、易筋经

1. 历史

“易”指移动、活动，“筋”泛指肌肉、筋骨，“经”指常道、规范。顾名思义，

“易筋经”就是活动肌肉、筋骨，使全身经络、气血通畅，从而增进健康、祛病延年的一种传统健身法。

相传易筋经是中国佛教禅宗的创始者菩提达摩传授的，梁武帝萧衍时（公元5世纪），达摩北渡到了河南嵩山少林寺，向弟子们传授了易筋经。当时只是为了缓解坐禅修炼时的困倦和疲劳，故动作多以伸腰踢腿等通血脉、利筋骨的动作为主，又多仿效古代的各种劳动姿势。后来逐渐流传开来，自唐以后，历代养生书中多有记载，成为民间广为流传的健身术之一。

2. 养生机理

易筋经是一种意念、呼吸、动作紧密结合的运动方法，尤其重视意念的锻炼，活动中要求排除杂念，通过意识的专注，力求达到“动随意行，意随气行”，以用意念调节肌肉、筋骨的紧张力。其独特的“伸筋拔骨”运动形式，可使肌肉、筋骨得到有意识的拉伸。长期练习会使肌肉、韧带富有弹性，收缩和舒张能力增强。同时，使全身经络、气血通畅，五脏六腑调和，精神充沛，生命力旺盛。

在古本十二式易筋经中，所设动作都是仿效古代的各种劳动姿势而演化成的，例如，舂谷、载运、进仓、收囤和珍惜谷物等，均以劳动时的各种动作为基本形态。活动以形体屈伸、俯仰、扭转为特点，以达到“伸筋拔骨”的锻炼效果。因此，对于青少年，这种方法可以纠正身体的不良姿态，促进肌肉、骨骼的生长发育；对于年老体弱者，经常练此功法，可以防止老年性肌肉萎缩，促进血液循环，对慢性疾病的恢复以及延缓衰老都很有益处。

第十章

经络保健基础知识

第一节　经络概述

一、经络的概念

经络是经脉和络脉的总称，是人体运行气血、联络脏腑、沟通内外、贯穿上下的通路。经指经脉，是直行的主干，有如路径，贯通上下，沟通内外，纵行于头身四肢，较大，在里；络指络脉，是经脉分出的旁支，较经脉细小，在表，其走向横斜，反复分支，纵横交错，形如网络，遍布全身，有联络功用，故名“络脉”。

二、经络系统的组成

经络系统由经脉和络脉组成：经脉包括十二经脉、奇经八脉，以及附属于十二经脉的十二经别、十二经筋、十二皮部；络脉包括十五络脉和难以计数的浮络、孙络等。

1. 十二经脉

十二经脉即手三阴经、手三阳经、足三阳经、足三阴经的总称。它们是经络系统的主体，又称“正经”。

十二经脉的名称是根据脏腑、手足、阴阳而定的。它们分别隶属于十二脏腑，各经都有其所属脏腑的名称，结合循行于手足、内外、前中后的不同部位，根据阴阳学说而给予不同名称。如将其中隶属于六腑、循行于四肢外侧的称为阳经，将隶属于五脏和心包、循行于四肢内侧的称为阴经，并根据阴阳衍化的道理分出三阴（太阴、厥阴、少阴）、三阳（阳明、少阳、太阳），见表 10–1。

表 10–1　十二经脉命名规则

手足	阴阳	脏腑	手足	阴阳	脏腑
手	太阴	肺经	足	太阴	脾经
手	厥阴	心包经	足	厥阴	肝经
手	少阴	心经	足	少阴	肾经
手	阳明	大肠经	足	阳明	胃经
手	少阳	三焦经	足	少阳	胆经
手	太阳	小肠经	足	太阳	膀胱经

（1）十二经脉在体表分布规律

1）总规律。十二经脉左右对称分布于头面、躯干和四肢，纵贯全身。

2）在四肢的分布规律。六阳经分布于头面、躯干和四肢的外侧，手三阳经在上肢外侧，足三阳经在下肢外侧，手足三阳经在四肢的排列顺序是阳明在前、少阳在中、太阳在后；六阴经分布于胸腹和四肢内侧，手足三阴经在四肢的排列顺序是太阴在前、厥阴在中、少阴在后。

3）特殊规律。足三阴经在内踝上 8 寸以下是厥阴在前、太阴在中、少阴在后。

十二经脉体表分布规律如图 10–1 所示。

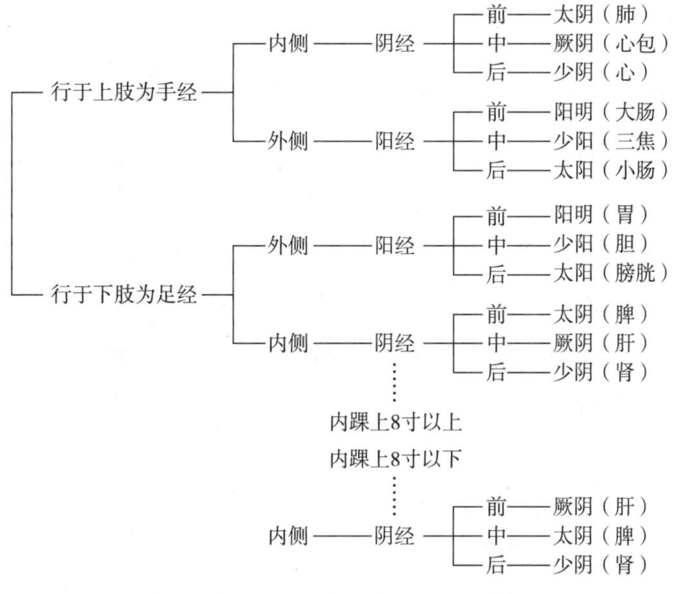

图 10–1　十二经脉体表分布规律

（2）十二经脉脏腑表里属络关系。十二经脉内属于脏腑，脏与腑有表里相合的关系，阴经与阳经也有表里属络关系。如手太阴肺经与手阳明大肠经相表里，足阳明胃经与足太阴脾经相表里等。互为表里的阴经与阳经在体内有属络关系，即阴经属脏络腑，阳经属腑络脏；在四肢部则通过络脉的衔接又加强了互为表里的阴阳二经的联系，使它们在生理上密切联系，病理上互相影响，康复保健上相互为用。十二经脉脏腑器官联络见表10–2。

表10–2 十二经脉脏腑器官联络

经脉名称	属络的脏腑	联络的器官
手太阴肺经	属肺，络大肠，还循胃口	喉咙
手阳明大肠经	属大肠，络肺	入下齿中，夹鼻口
足阳明胃经	属胃，络脾	起于鼻，入上齿，环口夹唇，循喉咙
足太阴脾经	属脾，络胃，流注心中	夹咽，连舌本，散舌下
手少阴心经	属心，络小肠，上肺	夹咽系目
手太阳小肠经	属小肠，络心，抵胃	循咽，至目内外眦，入耳中，抵鼻
足太阳膀胱经	属膀胱，络肾	起于目内眦，至耳上角，入络脑
足少阴肾经	属肾，络膀胱，上贯肝，入肺中，络心	循喉咙，夹舌本
手厥阴心包经	属心包，络三焦	
手少阳三焦经	属三焦，络心包	系耳后，出耳上角，入耳中，至目外眦
足少阳胆经	属胆，络肝	起于目外眦，下耳后，入耳中，出耳前
足厥阴肝经	属肝，络胆	过阴器，连目系，环唇内

（3）十二经脉循行走向。十二经脉的循行走向是：手三阴经从胸走手，手三阳经从手走头，足三阳经从头走足，足三阴经从足走腹胸，如图10–2所示。

（4）十二经脉循环流注与交接规律。十二经气血流注始于肺经，依次逐经传注直到肝经，肝经从足走胸中，传注肺经，再由肺经逐经相传，从而形成了一个周而复始、循环无端的传注系统，将气血周流全身，保证全身各部组织器官的营养和功能以及人体生命活动的正常进行。

其交接规律有三个方面：

1）互为表里的阴阳二经在手足末端交接。

2）手足同名阳经在头面部交接。

3）相互衔接的阴经与阴经在胸中交接。

十二经脉循环流注与交接如图 10–3 所示。

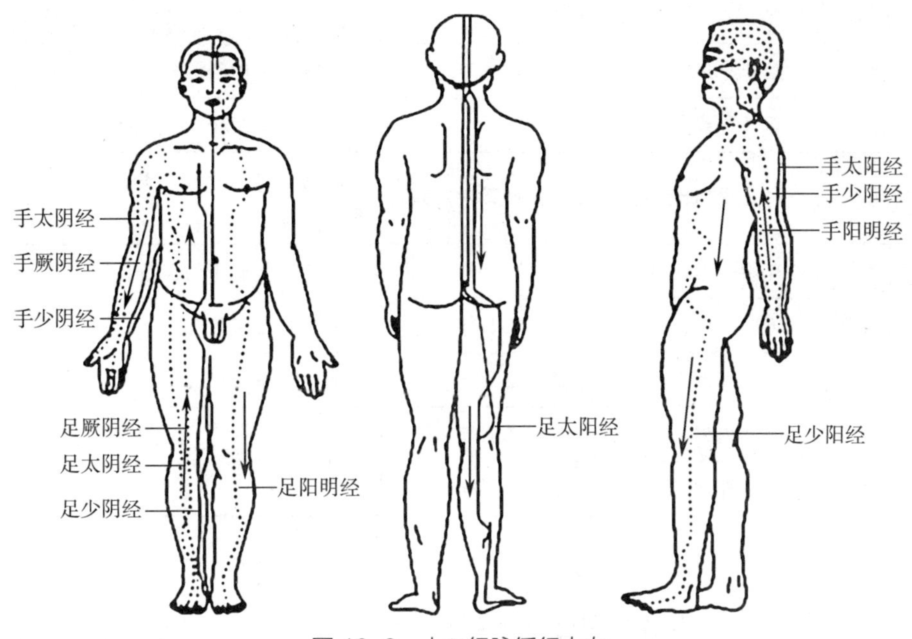

图 10–2　十二经脉循行走向

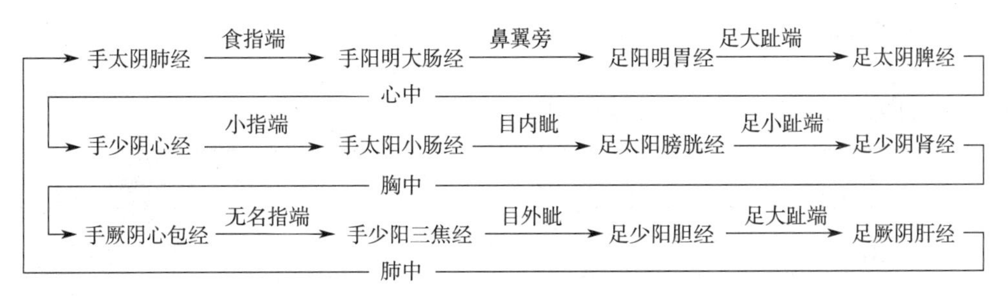

图 10–3　十二经脉循环流注与交接

2. 奇经八脉

奇经八脉是与十二正经别道而奇行的八条经脉，即督脉、任脉、冲脉、带脉、阴维脉、阳维脉、阴跷脉、阳跷脉，总称奇经八脉。它们与十二正经不同，既不直属脏腑，又无表里配合关系，但与奇恒之腑（脑、髓、骨、脉、胆、女子胞）有密切联系，故称“奇经”，即“别道奇行”的经脉。其中督脉、任脉、冲脉皆起于胞中，同出会阴而后分三路循行，故称“一源三歧”。

其主要功能为联络、统领作用和涵蓄、调节作用。

奇经八脉的循行分布及功能见表 10–3。

表 10-3　奇经八脉的循行分布及功能

经脉名	分布	功能
督脉	后正中线	调节全身阳经经气，称为“阳脉之海”
任脉	前正中线	调节全身阴经经气，称为“阴脉之海”
冲脉	与足少阴经相并，行于胸腹第一侧线	涵蓄十二经气血，称为“十二经之海”或“血海”
带脉	环腰一周，状如束带	约束纵行躯干的诸条经脉
阴维脉	下肢内侧，主要伴足太阴经上行	调节六阴经经气
阳维脉	下肢外侧，主要伴足少阳经上行	调节六阳经经气
阴跷脉	下肢内侧，主要伴足少阴经上行	司眼睑开合
阳跷脉	下肢外侧，主要伴足太阳经上行	

3. 十五络脉

十二经脉和任督二脉各自别出一支络脉，加上脾之大络，共计十五条，总称十五络脉。十五络脉的名称均以其从各经别出处的腧穴（络穴）名称命名。其分布特点与功能见表 10-4。

表 10-4　十五络脉的分布特点与功能

络脉名	分布特点	功能
十二经脉别络	分别从本经肘膝关节以下的络穴别出后，均走向其相表里的经脉	沟通表里二经的联系
任脉别络	从鸠尾分出后散布于腹部	沟通腹部的经气
督脉别络	从长强分出后散布于头部，左右别走足太阳经	沟通背部的经气
脾之大络	从胁下的大包穴分出后散布于胸胁	沟通胸胁及全身的经气

三、经络的生理功能

经脉和络脉共同组成一个系统，其中十二经脉“内属于腑脏，外络于肢节”，再加上络脉的联络功能，把人体的五脏六腑、四肢百骸、筋骨皮毛、肌肉腠理和五官七窍联系成为一个有机的整体，并借以运行气血而“营阴阳、濡筋骨、利关节”，保证了人体各部功能活动的正常进行，实现了全身各部之间的沟通联系与和谐统一。

四、经络的康复保健应用

1. 说明病理变化

（1）说明病邪传注途径和疾病发展规律。在病理情况下，许多外感病的病邪均由浅入深沿经络向里传变，并引起相应的临床症状。

（2）说明脏腑之间在病理上的相互影响和传变途径。由于脏腑之间有经脉沟通，所以其病变可通过经络相互传变。如肝气犯胃，肝火灼肺，肾病会出现水气凌心、射肺，肝风内动出现口面歪斜，心火移热于小肠等，均可根据经络的脏腑属络联系和循行关系阐明其机理。

（3）阐明体表各种病理变化的发生机制。临床中某些疾病的病理过程中，往往可在有关的经络循行路线上或某些特定穴部位出现压痛敏感点或结节、条索等反应物，或皮肤色泽、形态、温度等的变化，以及感觉异常现象。通过望色、循经触诊和测量可推断疾病的病位所在和病情的深浅轻重与进退等病理变化。可见，体表各种病理变化是有关经络脏腑病变的反映。

2. 指导辨证归经

根据体表病变发生部位与经络循行分布的关系，可推断疾病所在的经脉，此即“明部定经”。例如，头痛的辨证归经：痛在前额者多与阳明经有关，痛在两侧者多与少阳经有关，痛在后项者多与太阳经有关，痛在巅顶者多与督脉和足厥阴经有关等。

3. 指导针灸治疗

临床上的一切病证，无不是脏腑经络的病理反映。因此，中医辨证论治必须以脏腑、经络理论为指导，特别是经络学说，对针灸治疗的指导作用更为直接而重要。

（1）指导循经取穴。通常是按照经脉的循行分布和脏腑官窍属络关系，根据“经脉所通，主治所及”的理论来取穴进行针灸治疗。

（2）指导皮部取穴。由于经络、脏腑与皮部的联系密切，所以对脏腑经络疾病也可用皮肤针或交内针在其相应的皮部叩刺、埋针，进行治疗。

（3）指导刺络治疗。凡经络瘀滞，火热实邪痹阻的患者，皆可刺络脉放血治疗。

（4）指导经筋治疗。经筋疾病多表现为拘挛、强直、抽搐、弛缓等症状，可取局部痛点或阿是穴针灸治疗。

（5）药物归经。药物按其主治性能归入某经和某几经，简称药物归经，此说是在分经辨证的基础上发展起来的。因病证可以分经，主治某些病证的药物也就成为某经和某几经之药。

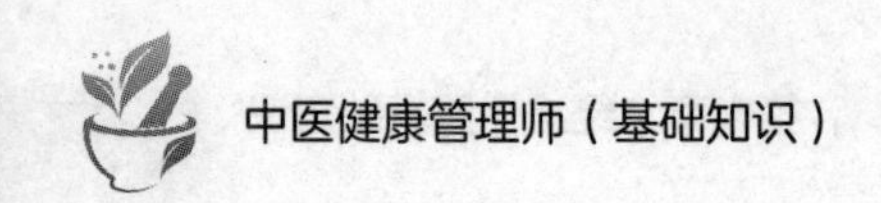

第二节　腧穴概述

一、腧穴的概念

腧穴是人体脏腑经络之气输注于体表的特殊部位，是中医康复保健、防治疾病的刺激点。它既是“神气之所游行出入”的门户，又通过经脉通道与脏腑之气相通，所以脏腑、经络、气血功能的病理变化常可在体表相应的腧穴引起各种反应。反之，在腧穴施行的中医康复保健刺激，也可通过经络通道内达脏腑、直趋病所，发挥其补泻或调整作用而产生防治效果。

二、腧穴的分类

人体的腧穴很多，总括起来可分成三类，即十四经穴、经外奇穴、阿是穴，见表10–5。

表 10–5　腧穴分类

项目	十四经穴	经外奇穴	阿是穴
概念	具有固定名称和位置，归属于十四经的腧穴	有固定名称、明确位置，尚未列入十四经系统的腧穴	无固定位置，以压痛点或其他反应点作为腧穴
特点	1. 有固定的名称 2. 有固定的位置 3. 有归经 4. 有主治本经病症的共同作用	1. 有固定的名称 2. 有固定的位置 3. 无归经 4. 对某些病有奇效	1. 无固定的名称 2. 无固定的位置 3. 无归经 4. 多治疗局部病症
分布	均分布在十四经循行线上	无规律	无规律

三、腧穴的作用与主治规律

腧穴的治疗作用，概括起来主要有以下两个方面：

1. 反应病症，协助诊断

腧穴反应病症，主要指腧穴处出现的压痛、结节、肿胀、瘀血、变色等病理现象。腧穴能够诊断疾病的作用，是以腧穴能反应相关经络、相应脏腑和器官病变的特殊功能为基础，根据腧穴、经络、脏腑内外相通相关逆向推断而建立起来的。

2. 防治疾病

（1）预防疾病。腧穴用于预防疾病，主要是某些腧穴能提高机体免疫抗病能力。古典医籍有很多这方面的记载，《扁鹊心书》记载："人于无病时，常灸关元、气海、命门、中脘，虽未得长生，亦可保百年寿矣。"俗话亦说："若要安，三里常不干。"

（2）治疗作用

1）近治作用。腧穴近治作用是指所有腧穴均可治疗其所在部位局部及邻近组织、器官的病症。如睛明、承泣、攒竹、瞳子髎等穴位均在眼区及其邻近部位，所以这些穴位均可治疗眼病；中脘、梁门等穴位均在胃脘部，所以均可治疗胃脘痛；迎香在鼻旁，可治鼻病；地仓在口角旁，可治口㖞；膝眼、梁丘、阳陵泉等穴位在膝关节及其附近，所以均可治疗膝关节疼痛等。腧穴近治作用是一切腧穴主治作用所具有的共同特点，即"腧穴所在，主治所在"。

2）远治作用。腧穴远治作用是十四经穴主治作用的基本规律，主要是指十四经腧穴，尤其是十二经脉在四肢肘膝关节以下的腧穴，不仅能治疗局部病症，而且能治疗本经循行所过的远离局部的脏腑、组织器官病症，即"经脉所通，主治所及"。

四、特定穴的意义及应用

特定穴是十四经穴中具有特殊治疗作用并被给予特定名称的腧穴。它们除具有经穴的共同主治特性外，还有某些特殊的性能和功用。

1. 五输穴

五输穴是十二经分布在肘膝关节以下的"井、荥、输、经、合"五个特定穴，见表 10–6。井穴分布于指、趾末端，为经气所出，如水流的源头；荥穴分布于掌指或跖趾关节之前，是经气流过之处，如刚出的泉水微流；输穴分布于掌指或跖趾关节之后，为经气灌注之处，如水流由浅入深；经穴分布于前臂或胫部，为经气所行经的畅行部位，经气盛行，如水入江河畅通无阻；合穴位于肘膝关节附近，为经气充盛入合于脏腑之处，如百川汇入湖海。

表 10-6　五输穴

经脉名	井	荥	输	经	合
手太阴肺经	少商	鱼际	太渊	经渠	尺泽
手阳明大肠经	商阳	二间	三间	阳溪	曲池
足阳明胃经	厉兑	内庭	陷谷	解溪	足三里
足太阴脾经	隐白	大都	太白	商丘	阴陵泉
手少阴心经	少冲	少府	神门	灵道	少海
手太阳小肠经	少泽	前谷	后溪	阳谷	小海
足太阳膀胱经	至阴	足通谷	束骨	昆仑	委中
足少阴肾经	涌泉	然谷	太溪	复溜	阴谷
手厥阴心包经	中冲	劳宫	大陵	间使	曲泽
手少阳三焦经	关冲	液门	中渚	支沟	天井
足少阳胆经	足窍阴	侠溪	足临泣	阳辅	阳陵泉
足厥阴肝经	大敦	行间	太冲	中封	曲泉

五输穴各有所主病症。井穴，多用于昏迷、厥证，有疏通气血、开窍醒神、泄热清神的作用；荥穴，主要用于清泄各经热证，阳经主外热，阴经主内热；输穴，位于腕踝关节附近，阳经输穴主治各经痛症及循经远道病症，阴经输穴即各经原穴，主治及反应所属脏器病症；经穴，主要用于循经远道配穴，用于寒热、喘咳等；合穴中的阴经合穴用于胸部及腹部病症，足阳经合穴主要用于腑病，手阳经合穴多用于外经病症。

2. 原穴、络穴

原穴是脏腑原气经过和留止的部位，十二经各有一个原穴，共十二原穴，均分布于四肢腕、踝关节附近，见表 10-7。脏腑病变，可反映到其相应原穴，有助于诊断；而各经原穴对本经所属脏腑的疾病均有特异性康复保健作用。手足六阳经的原穴单独存在，均排列在输穴之后；手足六阴经则以输穴为其原穴。

表 10-7　十二原穴

经脉名	原穴	经脉名	原穴	经脉名	原穴	经脉名	原穴
手太阴肺经	太渊	足太阴脾经	太白	手阳明大肠经	合谷	足阳明胃经	冲阳
手厥阴心包经	大陵	足厥阴肝经	太冲	手少阳三焦经	阳池	足少阳胆经	丘墟
手少阴心经	神门	足少阴肾经	太溪	手太阳小肠经	腕骨	足太阳膀胱经	京骨

十五络脉从经脉分出的部位各有一个腧穴称为络穴，共十五穴，故称十五络穴，

见表 10-8。其中十二经的络穴均位于四肢肘膝关节以下，而任脉的络穴鸠尾位于上腹部，督脉的络穴长强位于尾骶部，脾之大络大包位于胸胁部。十二经络穴具有联络表里二经的作用，兼治表里二经病候；长强、鸠尾、大包除了治疗本经病候外，还可治疗其络脉联络部位的病痛。

表 10-8　十五络穴

经脉名	络穴	经脉名	络穴	经脉名	络穴
手太阴肺经	列缺	手厥阴心包经	内关	手少阴心经	通里
手阳明大肠经	偏历	手少阳三焦经	外关	手太阳小肠经	支正
足太阴脾经	公孙	足厥阴肝经	蠡沟	足少阴肾经	大钟
足阳明胃经	丰隆	足少阳胆经	光明	足太阳膀胱经	飞扬
任脉	鸠尾	督脉	长强	脾之大络	大包

在中医康复保健实际工作中，常以本经原穴与其表里经的络穴相配合，用以防治本脏本腑有关疾病的方法，称为原络配穴法，是中医康复保健的配穴法之一。因其以取本经的原穴为主，表里经的络穴为配（客），也称主客配穴法。

3. 郄穴

“郄”即孔隙，郄穴是各经经气深集的部位。十二经脉与奇经八脉中的阴跷、阳跷、阴维、阳维四脉各有一个郄穴，共十六个郄穴，见表 10-9，多分布于四肢肘、膝关节以下。郄穴对各经急性病痛有较好的康复保健作用。

表 10-9　十六郄穴

经脉名	原穴	经脉名	原穴	经脉名	原穴	经脉名	原穴
手太阴肺经	孔最	足太阴脾经	地机	手阳明大肠经	温溜	足阳明胃经	冲阳
手厥阴心包经	郄门	足厥阴肝经	中都	手少阳三焦经	会宗	足少阳胆经	丘墟
手少阴心经	阴郄	足少阴肾经	水泉	手太阳小肠经	养老	足太阳膀胱经	京骨
阴维脉	筑宾	阴跷脉	交信	阳维脉	阳交	阳跷脉	跗阳

4. 下合穴

手足三阳六腑之气下合于足三阳经的六个特定穴，称为下合穴，也称六腑下合穴，见表 10-10。其中胃、胆、膀胱的下合穴就是其本经合穴，而大肠的下合穴、小肠的下合穴均在胃经，三焦的下合穴在膀胱经。这六个下合穴是治疗六腑病症的重要穴位，均在膝关节以下或附近。

表 10-10　下合穴

经脉名	六腑	下合穴	经脉名	六腑	下合穴
手阳明大肠经	大肠	上巨虚（胃经腧穴）	足阳明胃经	胃	足三里（胃经腧穴）
手少阳三焦经	三焦	委阳（膀胱经腧穴）	足少阳胆经	胆	阳陵泉（胆经腧穴）
手太阳小肠经	小肠	下巨虚（胃经腧穴）	足太阳膀胱经	膀胱	委中（膀胱经腧穴）

5. 背腧穴、募穴

背腧穴是脏腑之气输注于背部的腧穴，募穴是脏腑之气汇聚于胸腹部的腧穴，也称腹募穴。五脏六腑各有一个背腧穴和一个募穴，均在人体躯干部，并与相关脏腑一前一后相对应，见表 10-11。

表 10-11　背腧穴和募穴

脏腑	背腧穴	募穴	脏腑	背腧穴	募穴
肺	肺腧	中府	大肠	大肠腧	天枢
肾	肾腧	京门	膀胱	膀胱腧	中极
肝	肝腧	期门	胆	胆腧	日月
心	心腧	巨阙	小肠	小肠腧	关元
脾	脾腧	章门	胃	胃腧	中脘
心包	厥阴腧	膻中	三焦	三焦腧	石门

背腧穴、募穴多用于相关脏腑病症的治疗，可单独使用，在实际工作中也常常将同一脏腑的背腧穴、募穴配合运用，以发挥其协同作用，称为腧募配穴法，是前后配穴法的典型实例。

6. 八会穴

八会穴是人体脏、腑、气、血、筋、脉、骨、髓精气所聚会的八个特定穴，见表 10-12。它们均分布在躯干和四肢部，分别与上述的八种脏腑器官或组织有着密切联系，主治其有关病症。

表 10-12　八会穴

八会	穴名	八会	穴名	八会	穴名	八会	穴名
脏会	章门	气会	膻中	筋会	阳陵泉	骨会	大杼
腑会	中脘	血会	膈腧	脉会	太渊	髓会	悬钟

7. 八脉交会穴

八脉交会穴是十二经脉与奇经八脉相通的八个特定穴，见表10-13。它们分别位于上肢和下肢的腕、踝关节附近，既能治疗其本经病症，又能治疗其所通的奇经病症。

表 10-13 八脉交会穴

<table>
<tr><th>经属</th><th>八穴</th><th>所通之脉</th><th>会合部位</th></tr>
<tr><td>足太阴</td><td>公孙</td><td>冲脉</td><td rowspan="2">胃、心、胸</td></tr>
<tr><td>手厥阴</td><td>内关</td><td>阴维</td></tr>
<tr><td>手少阳</td><td>外关</td><td>阳维</td><td rowspan="2">目外眦、颊、颈、耳后、肩</td></tr>
<tr><td>足少阳</td><td>足临泣</td><td>带脉</td></tr>
<tr><td>手太阳</td><td>后溪</td><td>督脉</td><td rowspan="2">目内眦、颈、耳、肩胛</td></tr>
<tr><td>足太阳</td><td>申脉</td><td>阳跷</td></tr>
<tr><td>手太阴</td><td>列缺</td><td>任脉</td><td rowspan="2">胸、肺、膈、喉咙</td></tr>
<tr><td>足少阴</td><td>照海</td><td>阴跷</td></tr>
</table>

8. 交会穴

交会穴是指两经或数经相交会部位的腧穴，多分布于头面、躯干，也见于四肢部。交会穴不仅能治疗其所属经脉（本经）的病症，也能治疗其相交会经脉（他经）的病症。

在中医康复保健服务工作中，取穴是否准确与中医康复保健效果有密切的关系。为了定准穴位，历代医家在长期的临床实践中积累了丰富的经验，创立了多种定穴方法。熟练掌握各种定穴方法，对准确取穴、提高保健效果有重要意义。

五、腧穴定位方法

1. 体表解剖标志定位法

体表解剖标志定位法是以人体体表的各种解剖学标志为依据来确定腧穴位置的方法，也叫自然标志定位法。体表解剖标志又分为固定标志和活动标志两种。

（1）固定标志定位法。固定标志定位法是指利用体表各部位由骨节、肌肉形成的凸起、凹陷、五官轮廓、发际、指（趾）甲、乳头、肚脐等位置固定的标志来确定腧穴位置的方法。如眉头定攒竹，腓骨小头前下方陷中定阳陵泉，肚脐中央定神阙等。

（2）活动标志定位法。活动标志定位法是指利用人体各部位的关节、肌肉、肌腱、皮肤等随着活动而出现的空隙、凹陷、皱纹等标志来确定腧穴位置的方法。例如，屈肘时在肘横纹外侧端与肱骨外上髁连线中点定曲池，屈膝时在髌韧带外侧凹陷中定犊鼻，张口时在耳屏前与下颌关节之间凹陷中取听宫，咀嚼时在咬肌隆起处下颌角前上方约 1 横指陷中取颊车等。

2. 骨度折量定位法

骨度折量定位法又称骨度分寸定位法，是将人体各部的长度和宽度，以骨节、缝纹或其他标志为依据定出分寸而用于腧穴定位的方法，如图 10–4 所示。现行使用的“骨度”折量尺寸主要是以《黄帝内经》规定的人体各部尺寸为基础，又经历代医家补充修改，已成为腧穴定位时折量尺寸的基本准则。不论男女、老幼、高矮、胖瘦，均可按照这个标准进行折量。

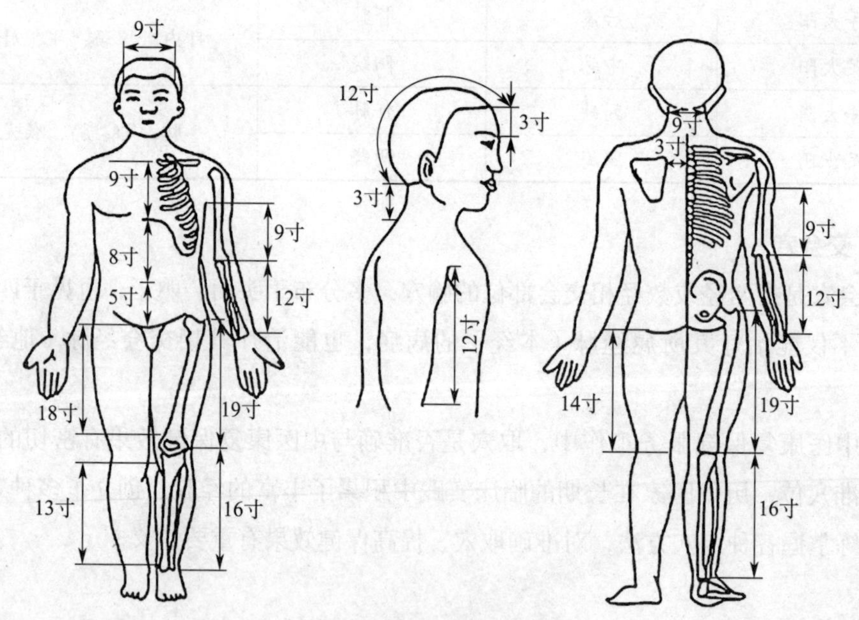

图 10–4　全身各部骨度分寸定位法

3. 指寸定位法

指寸定位法又称“手指同身寸法”，是以受术者手指为尺寸折量标准来测量定穴的方法。常用的有以下 3 种。

（1）中指同身寸。中指同身寸（见图 10–5a）是以受术者中指中节屈曲时内侧两端纹头之间的距离作为 1 寸，用于四肢部取穴的直寸和背部取穴的横寸。

（2）拇指同身寸。拇指同身寸（见图 10–5b）是以受术者拇指指关节的横度作为 1 寸，适用于四肢部的直寸取穴。

（3）横指同身寸。横指同身寸（见图 10-5c）又名“一夫法”，是令受术者将食指、中指、无名指和小指伸直并拢，以中指中节横纹为准，横量四指宽度作为 3 寸。

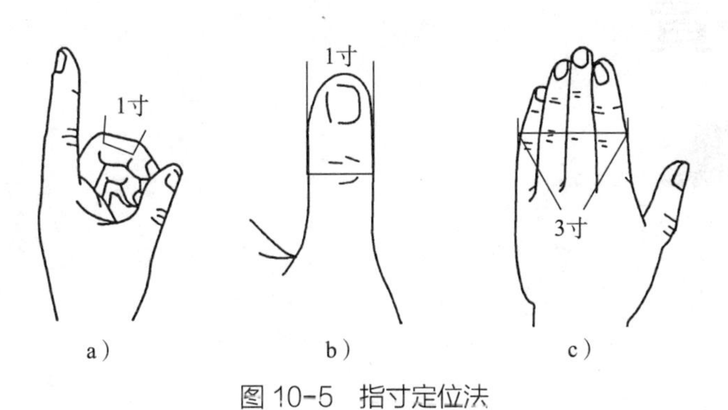

图 10-5　指寸定位法

a）中指同身寸　b）拇指同身寸　c）横指同身寸

第十一章

膳食营养

对个体和群体健康进行管理的主要手段包括膳食营养干预、身体活动、心理调适和禁烟限酒。本章将从膳食营养干预方面简要介绍健康管理的相关知识。

第一节　营养与营养素概述

营养是指人体吸收、利用食物或营养物质的过程，也是人类通过摄取食物以满足人体生理需要的生物学过程。营养的核心是“合理”，也就是是“吃什么”“吃多少”“怎么吃”。

合理营养的意义：促进生长发育，防治疾病，增进智力，促进优生，增强免疫功能，促进健康。

营养素是指食物中可给人体提供能量、机体构成成分和组织修复以及生理调节功能的化学成分。人体所需的营养素有几十种，包括七大类：蛋白质、脂类、碳水化合物、矿物质、维生素、水和膳食纤维。

一、蛋白质

蛋白质是由氨基酸组成的高分子化合物，含有碳、氢、氧、氮、硫、磷等元素。由于碳水化合物和脂类中不含氮或者含氮量极低，所以，蛋白质是机体氮的最主要来源。

1. 蛋白质生理功能

蛋白质是构成生物组织的重要成分，成年人体内蛋白质的含量约为16%。机体内许多重要生理活性物质本质上都是蛋白质，如具有催化作用的酶蛋白、调控血糖的胰岛素和胰高血糖素等激素、参与氧运输的血红蛋白、维持机体防御功能的免疫球蛋白等。当食物中其他两种产热营养素供应不足时，体内组织中蛋白质或由食物提供的蛋白质分解产生氨基酸，再进一步氧化分解产生能量，以满足机体的能量需要。

2. 氨基酸

氨基酸为组成蛋白质的基本单位。人体内有21种氨基酸，其中8种为人体不能合成或合成速度不能满足人体需要的，必须从食物中直接获得，称为必需氨基酸，包括亮氨酸、异亮氨酸、赖氨酸、甲硫氨酸、苯丙氨酸、苏氨酸、色氨酸、缬氨酸。组氨酸为幼儿必需氨基酸。半胱氨酸和酪氨酸在人体内分别由甲硫氨酸和苯丙氨酸转变而成，如果膳食中能直接提供这两种氨基酸，则人体对甲硫氨酸和苯丙氨酸的需要可分别减少30%和50%，故半胱氨酸和酪氨酸称为条件必需氨基酸或半必需氨基酸。其他氨基酸如甘氨酸、精氨酸等属于非必需氨基酸。

3. 蛋白质的来源与供给量

蛋白质广泛存在于动物性食物（畜、禽、鱼、蛋、奶）和植物性食物（豆类、谷类）中。动物性蛋白质营养价值均较高，植物性蛋白质除了豆类蛋白质以外营养价值均较低。日常生活中，蛋类、乳及乳制品以及各种瘦肉类所含蛋白质是优质蛋白质的良好来源。蛋白质摄入不足将引起蛋白质能量营养不良，对此，处于生长发育阶段的儿童尤其敏感。

蛋白质摄入过多同样对人体有害，因为大量蛋白质进入体内后会产生含氮的代谢产物，增加了肾脏的负担；摄入过量蛋白质还将增加尿钙的排出。此外，蛋白质摄入过多往往伴有动物性食物摄入的增加，造成动物脂肪和胆固醇摄入过多。《中国居民膳食营养素参考摄入量 第1部分：宏量营养素》（WS/T 578.1—2017）中，我国成年男性蛋白质推荐摄入量为65 g/天，成年女性蛋白质推荐摄入量为55 g/天。

4. 蛋白质互补作用

蛋白质互补作用是指两种或两种以上食物蛋白质（特别是谷类蛋白质）混合食用，其中所含有的必需氨基酸能够取长补短，相互补充，达到较好的比例，从而提高蛋白质的利用率。

为充分发挥食物蛋白质互补作用，在调配膳食时，应遵循三个原则：

（1）食物的生物学种属越远越好，如动物性和植物性食物之间的混合比单纯植物性食物之间的混合要好。

（2）搭配种类越多越好。

（3）食用时间越近越好，同时食用最好，因为单个氨基酸在血液中停留的时间约4 h，然后到达组织器官，再合成组织器官的蛋白质，而合成组织器官蛋白质的氨基酸必须同时到达才能发挥互补作用，并合成组织器官蛋白质。

二、脂类

脂类包括脂肪和类脂两部分。脂肪即甘油三酯，类脂又分为磷脂、糖脂、脂蛋白及固醇类。

1. 脂类的生理功能

脂类在人体内以甘油三酯的形式储存能量，需要时动员氧化提供能量。人体在休息状态下，60%的能量来源于体内脂肪；脂肪酸与类脂则参与构成机体组织（如生物膜）。此外，脂类还具有促进脂溶性维生素吸收、提供必需脂肪酸、维持体温、保护脏器及提高饱腹感等作用。

胆固醇是体内合成胆汁、类固醇激素和维生素 D 的原料，也是细胞膜的组成成分，所以膳食中供给一定量的胆固醇是必要的。由于胆固醇摄入过多与动脉硬化、心肌梗死、中风等有关，因此，人们一般多关注胆固醇的危害，实际上胆固醇具有重要的生理作用，是生命活动中不可缺少的重要物质。

2. 脂肪酸

脂肪酸为一类羧酸。其结构通式为 $CH_3(CH_2)_nCOOH$。每个脂肪分子（甘油三酯）是由一分子甘油和三个脂肪酸酯化而成。脂肪酸按其碳原子数量分为长链脂肪酸（14C ~ 24C）、中链脂肪酸（6C ~ 12C）、短链脂肪酸（2C ~ 4C）。按碳链上的双键情况分为饱和脂肪酸、单不饱和脂肪酸（1 个双键）、多不饱和脂肪酸（2 个双键及以上）。按其空间结构不同，可分为顺式脂肪酸和反式脂肪酸。根据不饱和双键的位置又分为 ω-3、ω-6、ω-7、ω-9 系或 n-3、n-6、n-7 和 n-9 系脂肪酸。目前认为，营养学上最具有价值的脂肪酸有两类，即 ω-3 系列和 ω-6 系列不饱和脂肪酸。

3. 必需脂肪酸

必需脂肪酸是指人体不可缺少而自身又不能合成，必须通过食物供给的脂肪酸。ω-6 系列中的亚油酸和 ω-3 系列中的 α-亚麻酸是人体必需的两种脂肪酸。事实上，ω-3 和 ω-6 系列中许多脂肪酸如花生四烯酸、二十碳五烯酸、二十二碳六烯酸等都是人体不可缺少的脂肪酸，但人体可以利用亚油酸和 α-亚麻酸来合成这些脂肪酸。

必需脂肪酸主要有以下功能。

（1）必需脂肪酸是磷脂的重要组成成分。磷脂是细胞膜的主要结构成分，所以必需脂肪酸与细胞膜的结构和功能直接相关。

（2）亚油酸是合成前列腺素的前体，前列腺素具有多种生理功能，如使血管扩张和收缩、神经刺激的传导等。

（3）必需脂肪酸与胆固醇的代谢有关。体内约 70% 的胆固醇与必需脂肪酸酯化成酯，被转运和代谢。

必需脂肪酸缺乏，可引起生长迟缓，生殖障碍，皮肤损伤以及肾脏、肝脏、神经和视觉方面的多种疾病。

4. 脂类的来源与供给量

膳食脂肪主要来源于动物的肉类以及植物的种子。动物脂肪相对含饱和脂肪酸和单不饱和脂肪酸多。植物油主要含不饱和脂肪酸。亚油酸普遍存在于植物油中，亚麻酸在豆油和紫苏油中较多，鱼贝类食物相对含二十碳五烯酸、二十二碳六烯酸较多。含磷脂较多的食物有蛋黄、肝脏、大豆、麦胚和花生等。脂肪尤其是动物性脂肪摄入过多将引起肥胖、高脂血症、心血管疾病等慢性疾病。《中国居民膳食营养素参考摄入量　第 1 部分：宏量营养素》（WS/T 578.1—2017）建议，我国成年人每日摄入脂肪所产生的能量应占总能量的 20%～30%。年龄越小，脂肪供能占总能量的比重越应适当增加。

三、碳水化合物

1. 碳水化合物的分类

碳水化合物又称糖类，是由碳、氢、氧组成的一大类化合物。按结构分为单糖、双糖、寡糖和多糖。常见的单糖有葡萄糖、果糖、半乳糖等。双糖由二分子单糖脱去一分子水缩合而成，常见的双糖有蔗糖、麦芽糖、乳糖、海藻糖等。寡糖是由 3～10 个单糖构成的小分子多糖，如水苏糖等。多糖由 10 个以上单糖以直链或支链形式缩合而成，包括淀粉、糖原和膳食纤维等。

淀粉主要存在于谷类、薯类和豆类中。植物组织中的淀粉通常分为直链淀粉和支链淀粉两种。直链淀粉呈线性结构，含直链淀粉的食物容易“老化”，形成难以消化的抗性淀粉，在冷水中不易溶解、分散；支链淀粉呈树枝分杈结构，容易吸收水分，吸水后膨胀成糊状，可提高其消化率。

糖原是由许多葡萄糖分子组成的带支链的动物多糖，由肝脏和肌肉合成和储存。肝糖原在人体需要时，分解为葡萄糖进入血液循环；肌肉中的糖原只供自身的能量需要。

膳食纤维主要存在于植物细胞中，是植物性食物中不能被消化吸收的成分，分为可溶性纤维（如果胶和树胶等）和不可溶性纤维（包括纤维素、木质素等）。

2. 碳水化合物的生理功能

（1）提供机体热能。碳水化合物是人类从膳食中取得热能的最经济、最主要的来源，在体内氧化释放能量较快，是人体主要的能源物质。

（2）碳水化合物是机体的重要组成成分。碳水化合物以糖脂、糖蛋白、核糖等形式参与机体组织构成。如DNA和RNA中含有大量核糖，结缔组织中的黏蛋白、神经组织中的糖脂等都是寡糖复合物。

（3）碳水化合物对维持神经组织功能有重要意义。中枢神经系统只能靠碳水化合物供能。对于胎儿和婴儿，葡萄糖是脑细胞唯一可利用的能量形式，缺乏葡萄糖会影响脑细胞的代谢、生长和发育。

（4）节约蛋白质和抗生酮作用。当膳食中碳水化合物供应不足时，体内蛋白质和脂肪动员分解，严重时会引发负氮平衡、酮血症和酮尿症等，影响机体的生理功能；当碳水化合物提供能量充足时，可发挥对蛋白质的节约作用和对脂肪的抗生酮作用，防止酮症酸中毒。

（5）提供膳食纤维。膳食纤维具有吸水、结合胆酸、刺激消化液分泌和肠蠕动、抑制腐生菌生长、促进益生菌繁殖、产生丁酸类物质等作用，有助于预防便秘、肠道肿瘤、高脂血症等。

3. 碳水化合物的来源与供给量

膳食中碳水化合物的主要来源是含淀粉丰富的食物，如谷类、薯类、豆类以及含淀粉多的坚果如板栗等；单糖、双糖主要来源于蔗糖、糖果、甜食、含糖饮料和蜂蜜等；粮谷类、豆类、蔬菜、水果是膳食纤维的主要来源。《中国居民膳食营养素参考摄入量　第1部分：宏量营养素》（WS/T 578.1—2017）建议，我国成年人每日摄入的碳水化合物产生的能量应占总能量的50%～65%，膳食纤维每日适宜摄入量为25～30 g。

四、矿物质

人体组织中除碳、氢、氧、氮以外的其他元素统称为矿物质，亦称无机盐或灰分。人体不能自行合成矿物质，必须从膳食和饮水中摄取。占体重0.01%以上的矿物质称为常量元素，如钙、磷、钾、钠、氯、镁、硫等；占体重0.01%以下的矿物质称为微量元素。

1. 钙

钙是机体组成中含量最多的无机元素，成年人体内的钙含量达 850 ~ 1 200 g，其中的 99% 集中在骨骼和牙齿中，1% 存在于软组织、细胞外液和血液中。

（1）钙的生理功能。钙不仅是构成骨骼和牙齿的成分，还具有调节神经肌肉兴奋性与心脏搏动、促进体内某些酶的活性以及参与血凝过程、激素分泌、维持体液酸碱平衡等作用。

（2）钙的吸收

1）有利钙吸收的因素。膳食中如维生素 D、乳糖、蛋白质能促进钙盐的溶解，有促进钙吸收的作用；适宜的钙磷比例（1：1 ~ 1：2）有利于钙的吸收；肠内的酸度有利于钙的吸收，特别是在十二指肠部位，钙能被主动吸收；乳酸、氨基酸等均能促进钙盐的溶解，有利于钙的吸收；胆汁可促进钙的吸收。

2）干扰钙吸收的因素。某些蔬菜中的草酸和谷类中的植酸分别能与钙形成不溶性的草酸钙和植酸钙，影响钙的吸收；脂肪供给过多影响钙的吸收，由脂肪分解产生的脂肪酸在肠道未被吸收时与钙结合，形成皂钙，使钙吸收率降低；腹泻和肠道蠕动太快，食物在肠道停留时间过短，也有碍于钙的吸收。

3）机体状况影响钙的吸收利用。人体对钙的需要量能影响钙的吸收。婴幼儿、少年、孕妇、乳母因为对钙的需要增加，钙的吸收率也相应增加；而随年龄增长，钙的吸收率逐渐下降，70 ~ 79 岁老人与 20 ~ 50 岁的人比较，对钙的吸收率下降了 1/3 左右。此外，体力活动、负荷运动等要求骨骼强度更高，增加了机体对钙的需要，可间接促进钙在肠道的吸收。

（3）钙缺乏与过量的表现。婴幼儿缺钙可导致佝偻病，成年人缺钙可导致骨质疏松与骨质软化。长期摄入高钙食物可引起便秘，增加尿路结石的危险，影响其他矿物质的吸收，严重时会造成肾功能损害。

（4）钙的食物来源及参考摄入量。乳及乳类制品含钙量高（110 mg/100 g），乳糖及蛋白质可促进钙的作用，吸收率也高，是优质的钙来源。传统加工的豆制品由于加工时添加钙剂作为凝固剂，含钙也较高，为钙的良好来源。

《中国居民膳食营养素参考摄入量　第 2 部分：常量元素》（WS/T 578.2—2018）推荐我国成年男女每日钙的摄入量为 800 mg。不同年龄、不同生理时期的中国居民钙的需要量不同。

2. 铁

铁是人体必需微量元素中含量最多的一种，总量为 4 ~ 5 g。体内 60% ~ 75% 的铁存在于血红蛋白中，3% 存在于肌红蛋白中，1% 存在于含铁酶类中，以上铁存在的形式称为功能性铁；其余为储存铁，主要以铁蛋白和含铁血黄素的形式分布于肝、脾和骨髓中，需要时释放入血，与运铁蛋白结合后转运到外周组织。

（1）铁的生理功能。铁在人体内参与组成血红蛋白、肌红蛋白，与氧的运输密切相关；铁还作为一些酶的辅助因子，如过氧化物酶、过氧化氢酶、细胞色素氧化酶等；铁还参与维持正常免疫功能。

（2）铁的吸收与代谢。食物中的铁分为血红素铁和非血红素铁。血红素铁主要存在于动物性食物中。血红素铁可与血红蛋白和肌红蛋白中的原卟啉结合，不受膳食中植酸和草酸影响，直接由肠黏膜上皮细胞吸收，因此吸收率较高。非血红素铁主要存在于植物性食物中，在体内吸收过程受膳食因素的影响，如粮谷和蔬菜中的植酸盐、草酸盐以及存在于茶叶及咖啡中的多酚类物质等均可影响铁的吸收。此外，无机锌与无机铁之间有较强的竞争关系，互相干扰吸收。但维生素 C、某些单糖、有机酸以及动物肉类有促进非血红素铁吸收的作用。核黄素对铁的吸收、转运与储存均会产生良好的影响。

（3）铁缺乏。铁缺乏是一种很常见的营养缺乏病，特别是在婴幼儿、孕妇和乳母中更易发生。婴幼儿两岁前因生长发育快，需要量相对增加，且膳食中含铁量少，故易造成铁缺乏；青春期女性因发育快及月经失血，易处于铁缺乏状态。铁缺乏的症状由轻到重一般可分为三个阶段。第一阶段仅铁存量减少，表现为血清铁蛋白测定结果降低，此阶段尚不会引起有害的生理学后果。第二阶段为红细胞生成缺铁期，其特征是血清铁蛋白、血清铁、运铁蛋白饱和度等都下降，但因血红蛋白尚未下降，故称为无贫血的铁缺乏期。第三阶段为缺铁性贫血，此时血红蛋白和红细胞比积均下降。铁缺乏对人体的影响主要有工作效率降低、学习能力下降、冷漠呆板。儿童铁缺乏表现为易烦躁，抗感染能力下降。

缺铁性贫血可导致儿童和孕产妇死亡率增加，贫血能引起机体工作能力明显下降，儿童铁缺乏可引起心理活动和智力发育的损害以及行为改变。铁缺乏导致的儿童认知能力的损害，即便以后补铁也难以恢复。铁缺乏还会出现心慌、气短、头晕、眼花、精力不集中等症状。儿童易烦躁、注意力不集中、学习能力下降等，也同缺铁性贫血有关。

《中国居民膳食营养素参考摄入量　第 3 部分：微量元素》（WS/T 578.3—2017）推荐铁的膳食摄入量：成年男性为每日 12 mg，成年女性为每日 20 mg，孕妇随孕周增加摄入量增加，乳母为每日 24 mg。膳食中铁的良好来源为动物肝脏、动物全血、畜禽肉类、鱼类等。含铁酱油是一种强化铁食品。

3. 锌

成人体内含锌 2 ~ 2.5 g。锌分布于人体所有的组织器官，以肝、肾、肌肉、视网膜、前列腺内含量较高，血液中 75% ~ 85%的锌分布于红细胞内。

（1）锌的生理功能。锌是酶的组成成分或酶的激活剂，人体有 80 多种酶的活性与锌有关，如碳酸酐酶、碱性磷酸酶、乳酸脱氢酶、羧肽酶、RNA 聚合酶、DNA 聚合酶等。锌能够促进生长发育和组织再生，与蛋白质和核酸的合成，细胞的生长、分裂和分化等过程都有关。锌参与构成唾液蛋白而对味觉与食欲发生作用，有促进食欲的作用。锌能促进维生素 A 的代谢。

（2）锌的缺乏与过量。锌缺乏表现为生长迟缓、食欲不振、味觉迟钝甚至丧失、皮肤创伤不易愈合、易感染、性成熟延迟等。锌过量对人体也有害，常可引起铜的继发性缺乏，使机体的免疫功能下降。急性锌中毒可引起胃部不适、眩晕和恶心等。

（3）锌的食物来源与参考摄入量。海产品是锌的最好来源，奶类和蛋类次之，蔬菜、水果含锌较少。植酸、鞣酸和纤维素影响锌的吸收，铁也可抑制锌的吸收。《中国居民膳食营养素参考摄入量　第 3 部分：微量元素》（WS/T 578.3—2017）中，锌推荐摄入量为成年男性 12.5 mg/ 天，成年女性 7.5 mg/ 天，孕妇 9.5 mg/ 天，乳母 12 mg/ 天。

五、维生素

维生素为维持机体正常代谢和生理功能所必需的一类有机化合物的总称。它们在体内不能产生能量，也不是组织构成成分，大部分不能由机体自身合成，也不能大量储存于体内，而必须从膳食中摄取，机体对其需要量较小，但是，如果缺乏将导致缺乏病的产生。维生素分为脂溶性维生素与水溶性维生素两大类，脂溶性维生素包括维生素 A、维生素 D、维生素 E、维生素 K，水溶性维生素包括维生素 B_1、维生素 B_2、维生素 B_{12}、烟酸、叶酸、生物素、泛酸、胆碱及维生素 C 等。

1. 维生素 A 与胡萝卜素

动物体内具有视黄醇生物活性的维生素 A 称为已形成的维生素 A，包括视黄醇、视黄醛、视黄酸等。植物中不含有已形成的维生素 A，而含有类胡萝卜素，这部分类胡萝卜素称为维生素 A 原。其中，以 β – 胡萝卜素活性最高。

（1）生理功能。维生素 A 与暗适应功能密切相关，还与上皮组织的完整性有关。维生素 A 还与造血功能、免疫功能、骨骼发育以及生殖功能等有关。研究发现，维生素 A 还具有抗氧化、抑制肿瘤生长的作用。作为维生素 A 的前体，胡萝卜素除了具有维生素 A 的活性外，其本身还具有抗氧化、预防自由基损伤的作用。

（2）缺乏与过量。若体内维生素 A 不足，则暗适应恢复时间延长，严重时会出现夜盲症，维生素 A 严重缺乏会导致干眼病的发生。缺乏维生素 A 的儿童生长停滞、发育迟缓，容易发生呼吸道和消化道的感染。长期或短期摄入过量维生素 A 均可导致头疼、呕吐、复视、脱发、黏膜干燥、脱屑、骨髓异常和肝脏损害等中毒现象。过量摄入胡萝卜素，除引起皮肤颜色变化外，无其他明显中毒症状。

（3）食物来源与参考摄入量。维生素 A 最好的来源是各种动物的肝脏、鱼肝油、乳制品、鸡蛋等；维生素 A 原的良好来源是深色蔬菜和水果，如胡萝卜、南瓜、红薯、辣椒、菠菜、西蓝花及杧果、柿子和杏等。由于体内维生素 A 来源于动物性食物的维生素 A 和植物性食物的胡萝卜素等，因此，考虑维生素 A 摄入量时一般以视黄醇活性当量（RAE）计算。《中国居民膳食营养素参考摄入量　第 4 部分：脂溶性维生素》（WS/T 578.4—2018）中，我国成年男性维生素 A 推荐摄入量为 800 μgRAE/ 天，成年女性为 700 μgRAE/ 天。

2. 维生素 D

维生素 D 为类固醇类化合物。维生素 D_3 可由皮肤中 7- 脱氢胆固醇经紫外线照射形成；维生素 D_2 由植物体内麦角固醇经紫外线照射形成，进入体内代谢后只有维生素 D_3 的 1/3 活性。膳食维生素 D_3 进入体内后，在肝脏、肾脏活化后转变为维生素 D_3 的活化形式。

（1）生理功能。维生素 D 可促进钙吸收转运入血，维持血钙水平的稳定。此外，维生素 D_3 还能够促进骨组织钙化以及肾小管对钙、磷的重吸收。维生素 D 可以通过不同的途径增加机体对钙、磷的利用，促使骨、软骨及牙齿的矿化，并不断更新以维持正常生长，预防儿童佝偻病和成人骨质软化症，转运至小肠的维生素 D 可以促进小肠黏膜上皮中钙结合蛋白的合成，从而提高钙的吸收率。维生素 D_3 能直接作用于肾脏，促进肾小管对钙、磷的重吸收，减少钙、磷的丢失。维生素 D 还具有免疫调节功能，可改变机体对感染的反应。

（2）缺乏与过量。婴幼儿缺乏维生素 D 可引起佝偻病，成年人缺乏维生素 D 可引起骨质疏松症和骨质软化症。维生素 D 过量可引起中毒，表现为厌食、恶心、呕吐、头痛、多尿、烦渴、血钙和尿钙升高，严重时肾、心、血管及其他软组织有钙沉着，甚至导致器官钙化。

（3）食物来源与参考摄入量。维生素 D_3 含量丰富的食物有海水鱼、动物肝脏、禽蛋以及鱼肝油制剂等。由于维生素 D 既可来源于膳食，又可由皮肤合成，因此，较难估计膳食维生素 D 的摄入量。《中国居民膳食营养素参考摄入量　第 4 部分：脂溶性维生素》（WS/T 578.4—2018）中，我国成年男女每日维生素 D 推荐摄入量为 10 μg。

维生素D在一般食物中含量都比较低，动物性食物是维生素D的主要来源，如鱼肝油中维生素D的含量高达21 μg/100 g，海鱼和鱼卵中维生素D的含量为0.5～12.5 μg/100 g，其他如肝脏、蛋黄、奶油和乳酪中维生素D的含量也相对较高，为1.25～2.5 μg/100 g。瘦肉、坚果、人乳和牛乳中维生素D含量较低，而蔬菜和谷物中几乎不含维生素D。目前多采用在牛奶和婴幼儿食品中强化维生素D，作为预防维生素D缺乏的措施之一。

3. 维生素E

维生素E包括生育酚与生育三烯酚两大类。

（1）生理功能。抗氧化作用为维生素E的主要功能。维生素E保护细胞膜脂质中的不饱和脂肪酸免受自由基攻击，对血小板黏附力和聚集也有调节作用。

（2）缺乏与过量。婴儿缺乏维生素E可导致水肿、网状细胞增多症及血小板增多症，成年人缺乏维生素E可导致溶血性贫血，维生素E缺乏还可使脂褐素生成增加。服用大剂量维生素E会产生头晕等副作用。

（3）食物来源与参考摄入量。《中国居民膳食营养素参考摄入量　第4部分：脂溶性维生素》（WS/T 578.4—2018）中，我国成年男女每日维生素E适宜摄入量为14 mg。有人建议维生素E摄入量应根据膳食能量或膳食多不饱和脂肪酸的摄入量而定，每摄入1 g多不饱和脂肪酸应摄入0.4 mg维生素E。

维生素E含量丰富的食物有植物油、麦胚、坚果、豆类，肉类、鱼类等动物性食品和水果、蔬菜中维生素E含量很少。

4. 维生素B_1

维生素B_1又称硫胺素，溶于水，耐酸、耐热、不易被氧化，但在碱性环境下加热时可迅速分解破坏。

（1）生理功能。与三大能量物质的能量转化有关。此外，维生素B_1对神经组织、心肌都有保护作用，人类缺乏维生素B_1可发生脚气病。

（2）缺乏与过量。维生素B_1缺乏症又称为脚气病，主要影响心血管系统和神经系统，成人与婴幼儿表现不同。维生素B_1长期过量摄入一般无毒性作用，多可随尿液排出，仅有少数人出现胃肠功能紊乱。

导致维生素B_1缺乏的主要原因是摄入不足，如长期食用精白米面，加工或烹调方法不当，致使食物中的维生素B_1损失较多；或机体处于特殊生理状态（如妊娠、哺乳）、应激状态（如高温环境）、病理状态（如甲状腺功能亢进）等，致使机体对维生素B_1的需要量增加。

（3）食物来源与推荐摄入量。维生素B_1广泛存在于各种食物中。我国居民以谷类为主食，因此，谷类食物为维生素 B_1 的主要来源，谷类食物加工过细、淘洗过度或加碱熬粥均会导致维生素 B_1 含量下降。《中国居民膳食营养素参考摄入量　第 5 部分：水溶性维生素》（WS/T 578.5—2018）中，我国成年男性每日维生素 B_1 推荐摄入量为 1.4 mg，女性为 1.2 mg。

5. 维生素 B_2

维生素 B_2 即核黄素，为水溶性维生素之一，其在中性或酸性溶液中对热稳定，但在碱性环境中易于分解破坏，光照下很快被破坏。

（1）生理功能。维生素 B_2 以 FMN、FAD 的形式作为多种黄素酶的辅基，在体内催化广泛的氧化还原反应。

（2）缺乏与过量。人体维生素 B_2 缺乏后表现为以口角炎、唇炎、舌炎和阴囊皮炎为特征的“口腔生殖系统综合征”及脂溢性皮炎，儿童缺乏维生素 B_2 还可引起贫血。目前尚未见任何毒副作用。

（3）食物来源与推荐摄入量。维生素 B_2 的主要来源为各种动物性食物，以动物内脏、蛋类和乳类中含量较丰富，其次为谷类和绿叶蔬菜。但是，谷类加工对维生素 B_2 存留有显著影响，如精白米中维生素 B_2 存留率只有 11%，小麦标准粉中维生素 B_2 存留率只有 35%。此外，谷类烹调过程中还会损失一部分维生素 B_2。《中国居民膳食营养素参考摄入量　第 5 部分：水溶性维生素》（WS/T 578.5—2018）中，我国成年男性每日维生素 B_2 推荐摄入量为 1.4 mg，女性为 1.2 mg。

6. 烟酸

（1）生理功能。烟酸又名尼克酸、维生素 PP。烟酸在体内转化为烟酰胺，以辅酶Ⅰ（NAD）、辅酶Ⅱ（NADP）形式作为脱氢酶的辅酶，参与体内脂质代谢，组织呼吸的氧化过程和糖类无氧分解的过程。此外，烟酸是葡萄糖耐量因子组分，具有辅助胰岛素降血糖的作用。大剂量烟酸还能降低甘油三酯与胆固醇水平，可以降低低密度脂蛋白胆固醇（LDL-C）和极低密度脂蛋白胆固醇（VLDL-C），升高高密度脂蛋白胆固醇（HDL-C），并可降低非致命性心肌梗死的复发率。

（2）缺乏与过量。烟酸缺乏会引起癞皮病（也称为糙皮病），表现为“三 D”症状，即皮炎、腹泻、痴呆。烟酸过量会引起血管扩张，导致皮肤红肿、发痒，血糖升高，血清多种酶类升高。

（3）食物来源与推荐摄入量。烟酸广泛存在于动物内脏以及植物性食物中。但以玉米为主食的人群，易发生癞皮病，原因是玉米中的烟酸主要为结合型，不能为人体吸收，同时玉米中的色氨酸含量较低。

烟酸除直接从食物中摄取外，还可在体内由色氨酸转化而来，平均约 60 mg 色氨酸能转化为 1 mg 烟酸。因此，膳食中烟酸应以烟酸当量表示，即烟酸当量（mgNE）= 烟酸（mg）+1/60 色氨酸（mg）。

《中国居民膳食营养素参考摄入量　第 5 部分：水溶性维生素》（WS/T 578.5—2018）中，我国成年男性每日烟酸推荐摄入量为 15 mg，女性为 12 mg。

7. 叶酸

叶酸在酸性溶液中对热不稳定，而在中性和碱性溶液中十分稳定。膳食中维生素 C、葡萄糖和锌可促进叶酸吸收，酒精、抗癫痫药物和避孕药则可抑制叶酸的吸收。

（1）生理功能。叶酸在人体内的活性形式为四氢叶酸，可通过腺嘌呤、胸酐酸影响 DNA 和 RNA 的合成，可通过甲硫氨酸代谢影响磷脂、肌酸、神经介质的合成等。

（2）缺乏与过量。叶酸缺乏可导致巨幼红细胞贫血，还可引起同型半胱氨酸向甲硫氨酸转化出现障碍，进而导致同型半胱氨酸血症。同型半胱氨酸还具有胚胎毒性，患同型半胱氨酸血症的母亲所生子女中神经管畸形的发生率明显提高。

研究表明，育龄妇女在妊娠的前 1 个月至妊娠后 3 个月每天服用 400 μg 叶酸，可有效预防神经管畸形的初发和复发。服用大剂量叶酸可产生毒副作用，包括引起胎儿发育迟缓，还会干扰抗惊厥药物的效果。

（3）食物来源与推荐摄入量。叶酸广泛存在于各类动植物性食品中。叶酸含量丰富的食物有动物肝肾、蛋类、鱼类、豆类、酵母、绿叶蔬菜、水果及坚果类。

由于天然叶酸和合成叶酸吸收利用程度不同，所以膳食叶酸摄入量以膳食叶酸当量表示，即膳食叶酸当量（μgDFE）= 天然叶酸（μg）+1.7× 合成叶酸（μg）。《中国居民膳食营养素参考摄入量　第 5 部分：水溶性维生素》（WS/T 578.5—2018）中，我国成年男女每日叶酸推荐摄入量为 400 μgDFE，孕妇、乳母相应增加。

8. 维生素 B_{12}

（1）生理功能。维生素 B_{12} 又名钴胺素，是一种可以预防和治疗由于内因子缺乏活性以致吸收障碍而引起的恶性贫血的维生素。

（2）缺乏的症状。维生素 B_{12} 缺乏可导致巨幼红细胞贫血、神经系统损害及高同型半胱氨酸血症。严格的素食者由于不吃动物性食物可能发生维生素 B_{12} 缺乏，胃肠道疾病患者由于胃酸过少可引起维生素 B_{12} 的吸收不良。

（3）食物来源与推荐摄入量。维生素 B_{12} 的主要食物来源为肉类及肉制品、动物内脏、鱼类、贝类及蛋类，乳及乳制品中亦含有少量维生素 B_{12}。《中国居民膳食营养素参考摄入量　第 5 部分：水溶性维生素》（WS/T 578.5—2018）中，我国成年男女每日维生素 B_{12} 推荐摄入量为 2.4 μg，孕妇、乳母相应增加。

9. 维生素C

维生素C又称抗坏血酸，在热、光照、碱性溶液中或有过渡态金属离子如铁、铜离子存在的条件下极不稳定。

（1）生理功能。维生素C在人体内作为抗氧化剂发挥作用，可以直接清除多种自由基。维生素C还作为羟化酶辅酶参与脯氨酸、赖氨酸等的羟化，与胶原蛋白、5-羟色胺、去甲肾上腺素、胆汁酸、肉碱、抗体等的合成有关。维生素C在胃中还具有阻断亚硝胺生成、促进铁在肠道内吸收的作用。

（2）缺乏与过量。维生素C缺乏的早期症状是轻度疲劳。典型缺乏症为坏血病，包括牙龈肿胀出血、球结膜出血、皮下瘀斑、关节疼痛及关节腔积液、机体抵抗力下降、伤口愈合迟缓等，同时还可伴有轻度贫血以及多疑、抑郁等精神症状；随着病情发展可发生身体不同部位的疼痛，尤其是胸部疼痛及全身鳞状皮肤损伤，晚期常因发热、痢疾、水肿、麻痹或肠坏疽而死亡。一次口服量过大时可能出现腹泻症状，长期摄入过量而饮水较少的话，有增加尿路结石的危险。

（3）食物来源与推荐摄入量。维生素C的主要来源是新鲜蔬菜和水果，如辣椒、西红柿、红枣、山楂、柑橘、柚子、草莓等，野生的蔬菜和水果如苜蓿、沙棘、猕猴桃和酸枣等维生素C含量尤其丰富。《中国居民膳食营养素参考摄入量　第5部分：水溶性维生素》（WS/T 578.5—2018）中，我国成年男女每日维生素C推荐摄入量为100 mg。

六、水

水是维系一切生命所必需的物质，但由于大多数状况下没有缺水情况发生，因此，水的营养问题一般没有引起充分重视。水是人体内含量最多的物质，成年男性含水量约为体重的60%，女性为50%～55%。人体含水量与年龄有关，年龄越小，含水量越高，胚胎含水量可达体重的98%。人体内的水分布于细胞内外，细胞内水分占2/3，细胞外水分占1/3。体内各器官中血液含水量最多，脂肪组织含水量最少。人体内的水来源于饮水、食物中的水以及体内代谢内生水，通常每人每日约饮水1 200 mL，食物含水约1 000 mL，代谢内生水300 mL。人体内水的排出主要是通过肾脏，约占60%，其次是经肺、皮肤和粪便，人体每日水平衡维持在2 500 mL左右。

水在人体内的主要功能是组成体液、润滑或滋润各种组织器官；同时，水又是营养物质的载体、代谢产物的溶剂，直接参加每种物质的代谢过程，包括转运、转化以及排泄等。此外，水还有调节体温的作用，通过蒸发或出汗维持体温的恒定。

水摄入不足或丢失可引起体内失水。若失水达体重的2%，产生口渴、尿少等症状；失水超过体重的10%，可出现烦躁、眼球内陷、皮肤失去弹性、全身无力、体温升高、血压下降等；失水达体重的20%时，将导致死亡。水摄入过多，超过肾脏排泄能力，会引起水中毒，这种情况可见于肾脏疾病、充血性心力衰竭等，临床表现为渐进性精神迟钝、恍惚、昏迷、惊厥等，严重时将引起死亡。

水的需要量受代谢状况、年龄、体力活动、环境温度、膳食等因素的影响，需要量变化较大。

七、膳食纤维

膳食纤维是多糖的一种，它既不能被胃肠道消化吸收，也不能产生能量，因此曾一度被认为是一种“无营养物质”而长期得不到足够的重视。然而，随着营养学和相关科学的发展，人们逐渐发现膳食纤维具有相当重要的生理作用。以至于在膳食构成越来越精细的今天，膳食纤维成为学术界和普通百姓关注的物质，并被营养学界补充认定为第七类营养素，和传统的六类营养素蛋白质、脂肪、碳水化合物、矿物质、维生素与水并列。下面简要介绍膳食纤维和疾病的关系。

1. 膳食纤维与胃肠道疾病

部分膳食纤维（如纤维素）可减轻腹泻症状。高膳食纤维可增加肠道运动的频率，改善成人慢性便秘的症状，预防痔疮的发生。

2. 膳食纤维与糖尿病

膳食纤维补充剂或富含膳食纤维的食物有明显的降低血糖的作用。糖尿病患者摄入高纤维饮食，尤其是可溶性膳食纤维（如魔芋胶、褐藻胶、卡拉胶、黄原胶等胶质），在降低餐后血糖及增加胰岛素敏感性方面较不可溶性膳食纤维具有更强的作用。

3. 膳食纤维与肥胖

高膳食纤维食物可减少能量摄入，有人认为，当饮食中缺乏膳食纤维并摄入过量能量时发生肥胖的可能性会大大增加。吃高膳食纤维的食物需要的时间较长，膳食纤维降低了食物的能量密度，某些膳食纤维如果胶减慢了胃排空的时间，降低了食物的消化率。大多数富含膳食纤维的食物，如谷物、豆类、果蔬中脂肪含量一般都很少，实验发现，用麦麸、果胶等补充于膳食可增加粪便中的脂肪量，在控制能量摄入的同时，摄入富含膳食纤维的食物会起到减肥的作用。

4. 膳食纤维与心血管疾病

不同组分的膳食纤维降低血脂、胆固醇的效果差异很大。果胶、羧甲基纤维素及富含可溶性纤维的食物，如燕麦麸、大豆和蔬菜降低胆固醇的作用显著，可使血浆胆固醇降低 5%～10% 甚至 25%，且主要是降低 LDL-C，而 HDL-C 降得很少或不降低。果胶对高血脂患者血脂和血胆固醇的降低作用最明显。相反，分离的纤维素或不溶性纤维，如玉米麸和小麦麸则很少改变血浆胆固醇水平。

5. 膳食纤维与癌症

膳食纤维可有效降低肠癌风险。全谷类食物对预防乳腺癌有效。

第二节 食物的四性

食物按其“性”可以分为寒、热、温、凉四类，还有一种平性食物，一共有五类。日常食用的食物中，以平性食物居多，温热者次之，寒凉者最少。

从生活与临床应用经验看：寒凉性质的食物居于阴性，具有滋阴、清热、泻火、凉血、解毒等作用；温热性质的食物居于阳性，具有温经、助阳、活血、通络、散寒等作用。

一、常见食物的寒、热、温、凉、平性

1. 寒性食物

淡豆豉、马齿苋、酱、苦瓜、藕、食盐、甘蔗、柿子、茭白、蕨菜、荸荠、紫菜、海藻、海带、竹笋、慈姑、西瓜、甜瓜、香蕉、猪肠、桑葚、蛏肉、柚、冬瓜、黄瓜、田螺。

2. 热性食物

鳟鱼、肉桂、辣椒、花椒、胡椒。

3. 温性食物

高粱、糯米、韭菜、小茴香、刀豆、生姜、葱、芥菜、香菜、油菜籽、大蒜、南瓜、木瓜、醋、龙眼、杏、桃、樱桃、石榴、乌梅、荔枝、栗子、大枣、胡桃仁、羊肉、猪肝、猪肚、火腿、鸡肉、鳝鱼、虾、淡菜、鳙鱼、鲢鱼、海参、羊乳。

4. 凉性食物

小米、大麦、绿豆、小麦、薏米、荞麦、豆腐、茄子、白萝卜、丝瓜、油菜、菠菜、花菜、柑、苹果、梨、枇杷、橙子、橘、槐花、菱角、茶叶、蘑菇、猪皮、鸭蛋。

5. 平性食物

豌豆、黑大豆、赤小豆、蚕豆、黄豆、粳米、玉米、白薯、马铃薯、洋葱、黄花菜、荠菜、香椿、茼蒿、圆白菜、芋头、扁豆、胡萝卜、白菜、百合、橄榄、无花果、李子、葡萄、银耳、黑木耳、香菇、黑芝麻、榛子、南瓜子、花生、白果、莲子、桃仁、李仁、酸枣仁、猪肺、猪心、猪肉、猪肾、猪蹄、牛肉、鹅肉、白鸭肉、鹌鹑、鹌鹑蛋、蜂蜜、香榧子、芡实、燕窝、鸡蛋、牛奶、白砂糖、黄鱼、泥鳅、鲳鱼、青鱼、鲫鱼、鲤鱼、海蜇。

二、食物四性的判断

1. 看颜色

绿色植物与地面距离近，易吸收地面湿气，故性偏寒，如绿豆、绿色蔬菜等。而某些颜色偏红的植物，如辣椒、胡椒、大枣、石榴等，虽接近地面生长，但果实受阳光长期照射，故而性偏热。

2. 尝味道

味甜、味辛的食物，由于接受阳光照射的时间较长，所以性热，如大蒜、石榴等。而那些味苦、味酸的食物，大多偏寒，如苦瓜等。

3. 看生长环境

水生植物偏寒，如藕、海带、紫菜等。而一些长在陆地中的食物，如姜等，由于长期埋在土壤中，植物耐干，所含水分较少，故而性热。

4. 看生长的地理位置

背阴朝北生长的食物吸收的湿气重，很少见到阳光，故而性偏寒，如蘑菇等。而一些生长在高空中的食物，或常年见到阳光的食物，如向日葵、栗子等由于接受光照比较充足，故而性偏热。

5. 看生长季节

冬季生长的食物，由于寒气重，故而性偏寒，如大白菜、香菇、白萝卜、冬瓜等。夏季生长的食物，因雨水较多，故而性寒，如西瓜、黄瓜、梨等。

第三节　食物的五味及五色

食物按其“味”可分为酸、辛、苦、咸、甘五类，不同味道的食物具有不同的功效：酸（涩）味食物具有敛汗、涩精、止泻、缩小便的作用；辛味食物具有发散、行气、活血等作用；苦味食物具有清热、泻火、燥湿、解毒、降气等作用；咸味食物具有泻下、软坚散结和补益阴血等作用；甘味食物具有补益和缓解疼痛、痉挛等作用；淡味食物中医将之归于甘味范围，有渗利小便、祛除湿气等作用；五味之外尚有“芳香”概念，系指食物的特殊气味，芳香性食物以水果、蔬菜居多，一般具有醒脾开胃、行气化湿、化浊辟秽、爽神开窍等作用。

一、五味与五脏

中医讲五味对五脏，酸、辛、苦、咸、甘五种味道与五脏有着特定的“亲和性”。酸味食物如青梅、山楂、橙子等具有收敛、固涩的作用，能制肝火、补肝阴，是肝脏的最爱；辛味食物包括葱、姜、蒜等，擅长发散风寒、行气止痛，有助宣泄肺气，防止外邪犯肺；苦味食物入心经，常吃苦瓜、莲子心等，能清热泻火，治疗心火旺盛引起的失眠、烦躁等症；咸味食物指海带、海藻、紫菜、螃蟹等“天然咸鲜”的食物，而不是指食盐，咸味食物与肾气相通，能滋养肾精、软坚散结；甘味食物如山药、南瓜、米饭、红薯等，是补养气血、调和脾胃的“帮手”。然而，万物相生相克，五味浓淡相宜能调养五脏，若过偏过盛，则会顾此失彼，打乱五脏之间的平衡和制约。

1. 酸多伤脾

酸能补肝，但过多的酸味食物会引起肝气偏胜，克犯脾胃，导致脾胃功能失调。因此，消化功能不好、大便溏稀等脾虚症状的人，要注意少吃酸食。

2. 辛多伤肝

过量食用辛辣之物容易引起肺气偏胜，克伐肝脏，影响肝藏血、主筋的功能，导致筋的弹性降低，血运受影响。因此，有头晕目眩、面色无华、视物模糊等肝虚症状者应少吃辣。

3. 苦多伤肺

过多的苦味食物可能造成心火太旺，进而克制肺气。肺主皮毛，苦味太多，皮肤可能失去光泽，毛发容易脱落。有肺气虚表现的人，如容易感冒、咳嗽、咳痰等，要适当控制苦味食物的摄入。

4. 咸多伤心

咸味吃多可造成肾气过盛而克制心气，损伤心的功能。心是血的统领者，其功能不足可使血脉凝聚，脸色变黑。因此，有心悸、气短、胸痛等不适的人，一定要少吃咸。

5. 甘多伤肾

过多的甜食会引起脾气偏胜，克伐肾脏。由于肾主骨藏精，其华在发，甜味吃多就会使头发失去光泽、掉发，引起骨伤疼痛等。有肾虚症状如经常腰膝酸软、耳鸣等症状的人，要适当控制甜食。

二、食物的五色

1. 红色

红色食物含有茄红素、花青素。红色食物可以降低患癌风险，强化心血管和黏膜组织功能，避免泌尿道感染。常见的红色食物有红甜椒、甜菜根、红番茄、红萝卜、红樱桃、红辣椒、蔓越莓、红苹果、红石榴、西瓜、草莓、红李等。

2. 黄色

黄色食物含有胡萝卜素、玉米黄素、类黄酮素。黄色食物可降低患癌风险，强化心血管功能，维持视力健康，提高免疫功能。常见的黄色食物有南瓜、玉米、地瓜、黄豆及其制品、木瓜、柑橘、凤梨、葡萄柚、黄桃、杧果、柿子等。

3. 绿色

绿色食物含有类黄酮素、花青素。绿色食物可以维持视力健康，降低患癌风险，强化骨骼与牙齿。常见的绿色食物有花椰菜、芦笋、菠菜、芥菜、韭菜、苋菜、芹菜、青葱、地瓜叶、四季豆、青椒、奇异果等。

4. 黑色

黑色食物含有类黄酮素、花青素。黑色食物可以降低患癌风险，强化泌尿系统功能，维持记忆力，抗老化。常见的黑色食物有海藻类、黑木耳、香菇、黑豆、芝麻、茄子、黑葡萄、蓝莓、黑枣等。

5. 白色

白色食物含有蒜素、多酚、花青素、微量元素硒、植物性雌激素。白色食物可以强化心血管功能，降低胆固醇，降低患癌风险，提高新陈代谢。常见的白色食物有大蒜、白菜、包心菜、白萝卜、洋葱、蘑菇、山药、百合、杏仁、香蕉、水梨等。

三、五色食物与五脏营养

1. 肝与绿色食物

中医学认为肝是解毒器官，支配着全身的肌肉和关节，眼睛与肝也有密切关系。保护肝脏宜多吃绿色食物，如青菜、西蓝花等，少吃过酸的食物。

2. 心脏与红色食物

补心宜多吃红色食物，如西红柿、红萝卜等。如果心火太旺也可以吃苦瓜降火。

3. 脾与黄色食物

没有脾胃的消化和吸收，人就得不到足够的营养。保护脾胃应多吃黄色食物，如黄豆、黄心红薯等，忌吃过甜的食物。

4. 肺与白色食物

肺支配呼吸，也支配皮肤的排泄。补肺应多吃白色食物，如洋葱、山药、百合等。

5. 肾与黑色食物

补肾应多吃黑色食物，如黑木耳、黑芝麻、黑葡萄等，而且不要吃过咸的食物。